T0197076

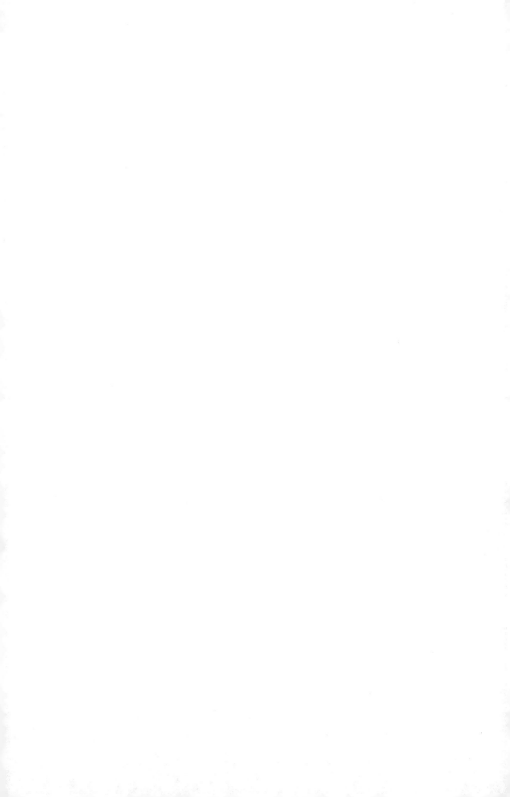

essentials

essentials liefern aktuelles Wissen in konzentrierter Form. Die Essenz dessen, worauf es als „State-of-the-Art" in der gegenwärtigen Fachdiskussion oder in der Praxis ankommt. *essentials* informieren schnell, unkompliziert und verständlich

- als Einführung in ein aktuelles Thema aus Ihrem Fachgebiet
- als Einstieg in ein für Sie noch unbekanntes Themenfeld
- als Einblick, um zum Thema mitreden zu können

Die Bücher in elektronischer und gedruckter Form bringen das Fachwissen von Springerautor*innen kompakt zur Darstellung. Sie sind besonders für die Nutzung als eBook auf Tablet-PCs, eBook-Readern und Smartphones geeignet. *essentials* sind Wissensbausteine aus den Wirtschafts-, Sozial- und Geisteswissenschaften, aus Technik und Naturwissenschaften sowie aus Medizin, Psychologie und Gesundheitsberufen. Von renommierten Autor*innen aller Springer-Verlagsmarken.

Otilia Gudana · Sabrina Stamborski

Generationenübergreifende Analyse von Straftätern und die Rolle der emotionalen Intelligenz im Strafjustizsystem

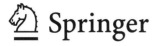 Springer

Otilia Gudana
Hohenpolding, Deutschland

Sabrina Stamborski
Taufkirchen (Vils), Deutschland

ISSN 2197-6708   ISSN 2197-6716 (electronic)
essentials
ISBN 978-3-662-68304-0   ISBN 978-3-662-68305-7 (eBook)
https://doi.org/10.1007/978-3-662-68305-7

Die Deutsche Nationalbibliothek verzeichnet diese Publikation in der Deutschen Nationalbiblio-
grafie; detaillierte bibliografische Daten sind im Internet über http://dnb.d-nb.de abrufbar.

Planung/Lektorat: Hinrich Kuester
Springer ist ein Imprint der eingetragenen Gesellschaft Springer-Verlag GmbH, DE und ist ein Teil
von Springer Nature.
Die Anschrift der Gesellschaft ist: Heidelberger Platz 3, 14197 Berlin, Germany

Das Papier dieses Produkts ist recyclebar.

Was Sie in diesem *essential* finden können

- Untersuchung der emotionalen Quotientenniveaus inhaftierter Personen und Feststellung der Unterschiede der EI-Quotienten
- Analyse der Gewaltentwicklung und Untersuchung geschlechtsspezifischer Unterschiede bei körperlicher Aggression, Kriminalitätsraten und Gewaltarten
- Entdecken möglicher Verhaltensmerkmale, die von Straftätern während des Rehabilitationsprozesses verwendet werden
- Implementierungsstrategien der emotionaler Intelligenz
- Studienfälle zur Gewaltprävention

Inhaltsverzeichnis

Zusammenfassung

Unabhängig des Ursprungs, der Vorstellung und der Bedeutung der emotionalen Intelligenz, deren Wurzeln sich über Jahrtausende vertieft haben, gilt die Wissenschaft der emotionalen Intelligenz (= EI) und die bestehenden EI-Modelle immer noch als neuer wissenschaftlicher Zweig. Zudem zeigen sie enormes Potenzial, Neues zu bieten, Kooperationsmöglichkeiten in unzähligen wissenschaftlichen Bereichen zu schaffen. Im Hinblick auf die emotionale Intelligenz und die aktuellen Rehabilitationsprozesse von Straftätern kann gefolgert werden, dass ein weiterer Bedarf an Untersuchungen verschiedener Untergruppen, wie weiblicher/männlicher und gewalttätiger/gewaltfreier Untergruppen, erforderlich ist. Außerdem sind unterschiedliche Trainingsmethoden für die Durchführung des Rehabilitationsverfahrens zu identifizieren, erfolgreich. Aus einer anderen Perspektive lässt sich durch eine generationsübergreifende Untersuchung klären, ob eine alleinige Inhaftierung, ohne Straftäter, individuelle und personalisierte Therapieoptionen zur Verbesserung ihrer prosozialen Fähigkeiten anzubieten, dazu beitragen würde, eine erneute Inhaftierung zu vermeiden.

Durch gründliche Untersuchung konnte ein direkter und verhältnismäßiger Zusammenhang zwischen dem Mangel an emotionaler Intelligenz des Täters und dem Grad der Aggressivität, kriminellen Aktivitäten und geschlechtsspezifischen Unterschiede bei körperlicher Aggression nachgewiesen werden, das bedeutet, je niedriger der Quotient der emotionalen Intelligenz ist, desto höher ist die Wahrscheinlichkeit von Gewaltverbrechen von Einzelpersonen.

Die Rehabilitationsprozesse in Gefängnissystemen und in forensisch-psychiatrischen Einrichtungen unterscheiden sich stark voneinander, ebenso wie der Umfang und das Niveau psychoedukativer Programme. Die Rehabilitation

© Der/die Autor(en), exklusiv lizenziert an Springer-Verlag GmbH, DE, ein Teil von Springer Nature 2024
O. Gudana und S. Stamborski, *Generationenübergreifende Analyse von Straftätern und die Rolle der emotionalen Intelligenz im Strafjustizsystem*, essentials, https://doi.org/10.1007/978-3-662-68305-7_1

in forensisch-psychiatrischen Einrichtungen bietet im Gegensatz zum Gefängnissystem auch medizinische Versorgung für Straftäter, die sich mit psychiatrischen
Problemen befassen und als Verbindungsglied zu Strafverfolgungs- und Justizsystemen fungieren. Es wäre sicherlich von Vorteil für Systeme im Justizbereich
und inhaftierte Straftäter, Bildungsangebote anzubieten, die sich auf Wutbewältigung, Training sozialer Kompetenzen und psychoedukative Gruppenaktivitäten
konzentrieren. Zudem würde es ermöglichen, die Kriminalität zu verarbeiten, da
sich dies bereits als wirksam erwiesen hat, um einige Komponenten kriminellen
Verhaltens zu reduzieren (Megreya 2015). Dieser zusätzliche Beitrag zur Rehabilitation von Straftätern käme nicht nur ihnen zugute, sondern würde auch zu
einer bewussteren Gesellschaft beitragen und das Sicherheitsniveau der Menschen
erhöhen.

Einführung

„Mit dem Herzen sieht man richtig; das Wesentliche ist
für das Auge unsichtbar."

Antoine de Saint-Exupéry (Der kleine Prinz)

Emotionale Intelligenz ist definitionsgemäß die Fähigkeit, eigenen Emotionen auf positive Weise zu verstehen, zu nutzen und zu verwalten, um Stress abzubauen, effektiv zu kommunizieren, sich in andere hineinzuversetzen, Herausforderungen zu meistern und Konflikte zu entschärfen (Salovey und Mayer 1988).

Die ersten bemerkenswerten Erwähnungen der emotionalen Intelligenz (EI) und ihrer praktischen Bedeutung in unseren täglichen, beruflichen und persönlichen Angelegenheiten haben bemerkenswerte historische Ursprünge. Die Bedeutung und Notwendigkeit des Verständnisses von Emotionen wurde bereits in der Antike in den Dialogen zwischen antiken Griechen thematisiert und diskutiert. Beispielsweise bei Platon im Protagoras, der über Sokrates angibt, dass Emotionen in einer Weise durch kognitive Zustände konstituiert werden (Brickhouse, T. C. und Smith, N. D. 2015).

Obwohl es emotionale Intelligenz schon seit Beginn unserer Zeit gibt, hat sie erst seit den 1930er Jahren schnell die Bewunderung gefunden, die zur Akzeptanz dieser Soft-Skills geführt hat, die in den meisten wissenschaftlichen Bereichen als relevant galt. Dieser pulsierende, facettenreiche Skill dieses Jahrhunderts (Craig 2017), – emotionale Intelligenz – steht seit vielen Jahren im Rampenlicht der Debatten und hat die Neugier zahlreicher Forscher geweckt

O. Gudana und S. Stamborski, *Generationenübergreifende Analyse von Straftätern und die Rolle der emotionalen Intelligenz im Strafjustizsystem*, essentials, https://doi.org/10.1007/978-3-662-68305-7_2

(Abb. 1). Die Implikationen des Verstehens unserer Emotionen und der anderer; wie sich das Verständnis von Emotionen auf solch vielfältige Bereiche
auswirken kann, ermöglichte der Menschheit, über alte Modelle hinauszuwach-
sen und gab vielen die Chance, sich in einer persönlichen oder beruflichen
Angelegenheit zu entwickeln. Neben den Forschungen kam es in mehreren wissenschaftlichen Bereichen zu einem Ansturm von Neugier, der sich rasch änderte.
Das führte auch zum Durchbruch, den Status quo verschiedener Bereiche: der
künstlichen emotionalen Intelligenz (=AEI), der emotionalen Erkennungssoft-
wares (Ramesch 2019), Technologie (Sharma und Dani, 2019), Psychologie
(O'Connor 2017), Gesundheitspflege (Codiere 2015), Humanressourcen (Muyia
2014), Medizin, Management (Georg 2010), Justiz- und sogar den militärischen
Systemen (Sharma 2010). Weiterhin hat es sich auf der Ebene der kollektiven Ent-
wicklung, in Organisationen und Führungen als ausreichend nützlich erwiesen.
Letztlich hat die Entwicklung der oben genannten Branchen indirekt gefördert
(Saarni1999).

Die Kontroverse um die sogenannten „Begründer" der emotionalen Intelligenz
(EI) löste viele Studiengruppen aus und inspirierte emotionale Intelligenz-
Modelle, die zweifelsohne zu hitzigen Gesprächen führten. Allerdings erst nach
der Veröffentlichung seines Buches „Warum emotionale Intelligenz wichtig ist"
im Jahr 1994 Daniel Goleman – ein doppelter Nominierter des Pulitzer-Preises –
führte die emotionale Intelligenz ein und revolutionierte den Bereich, was zur
Entwicklung von EI-Modellen führte und das Wissen auch einer breiteren
Öffentlichkeit zugänglich machte.

Bei der alleinigen Analyse der emotionalen Intelligenz wurde aus medizinischer Sicht gezeigt, dass unsere emotionalen Informationen bzw. das Gepäck und
unsere Sensibilität, für deren Ausdruck verantwortlich sind (Todd et al. 2015).
Sie wurden alle – bereits vor unserer Geburt – in unsere DNS geschrieben.

Eine der Hauptfragen lautet also: **Wie kann emotionale Intelligenz entwickelt
und verbessert werden?**

Laut Daniel Goleman, einem amerikanischen Psychologen, der zur allgemeinen Verbreitung der emotionalen Intelligenz beigetragen hat, wird sie durch die
folgenden vier Schlüsselelemente bestimmt (Abb. 2):

1. Selbstmanagement – die Fähigkeit, impulsive Gefühle und Verhaltensweisen
   zu kontrollieren, mit Emotionen auf gesunde Weise umzugehen, Initiative
   zu ergreifen, Verpflichtungen einzuhalten und sich an veränderte Umstände
   anzupassen.

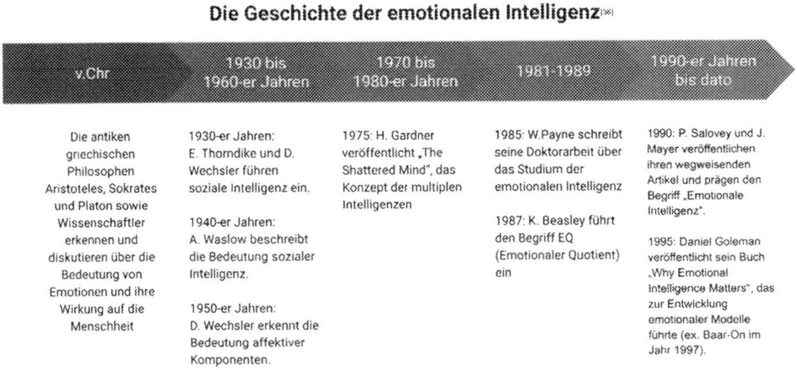

Die Geschichte der emotionalen Intelligenz[36]

v.Chr	1930 bis 1960-er Jahren	1970 bis 1980-er Jahren	1981-1989	1990-er Jahren bis dato
Die antiken griechischen Philosophen Aristoteles, Sokrates und Platon sowie Wissenschaftler erkennen und diskutieren über die Bedeutung von Emotionen und ihre Wirkung auf die Menschheit	1930-er Jahren: E. Thorndike und D. Wechsler führen soziale Intelligenz ein. 1940-er Jahren: A. Waslow beschreibt die Bedeutung sozialer Intelligenz. 1950-er Jahren: D. Wechsler erkennt die Bedeutung affektiver Komponenten.	1975: H. Gardner veröffentlicht „The Shattered Mind", das Konzept der multiplen Intelligenzen	1985: W.Payne schreibt seine Doktorarbeit über das Studium der emotionalen Intelligenz 1987: K. Beasley führt den Begriff EQ (Emotionaler Quotient) ein	1990: P. Salovey und J. Mayer veröffentlichen ihren wegweisenden Artikel und prägen den Begriff „Emotionale Intelligenz". 1995: Daniel Goleman veröffentlicht sein Buch „Why Emotional Intelligence Matters", das zur Entwicklung emotionaler Modelle führte (ex. Baar-On im Jahr 1997).

Abb. 1 Eine kurze Geschichte der emotionalen Intelligenz. Slideshare [Online]. (Quelle: Sankarishakthi; 21. Mai 2015)

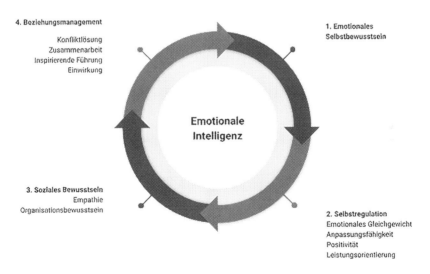

Abb. 2 Die vier Säulen der emotionalen Intelligenz nach D. Goleman

2. Selbstwahrnehmung – unsere eigenen Emotionen und wie sie unsere Gedanken und unser Verhalten beeinflussen. Wenn man seine/ihre eigenen Stärken und Schwächen kennt und Selbstvertrauen hat.

3. Soziales Bewusstsein – Empathie zu haben. Man kann die Emotionen, Bedürfnisse und Sorgen anderer Menschen verstehen, emotionale Signale wahrnehmen, sich sozial wohlfühlen und die Machtdynamik in einer Gruppe oder Organisation erkennen.
4. Beziehungsmanagement – Wissen, wie man gute Beziehungen aufbaut und pflegt, klar kommuniziert, andere inspiriert und beeinflusst, gut im Team arbeitet und Konflikte bewältigt

Wenn *emotionale Brillanz* ein Test der sozialen Fähigkeiten wäre, der die Fähigkeit beweisen würde, belastende Emotionen anderer zu beruhigen, dann wäre der Umgang mit jemandem auf dem Höhepunkt der Wut die ultimative Prüfung.

Diese Handlung würde darauf hindeuten, die eigenen Emotionen auszubalancieren und gleichzeitig die verärgerte Person neu zu fokussieren und abzulenken. Zudem würde es bedeuten, sich in ihre Gefühle und Perspektiven hineinzuversetzen und sie zu einem alternativen Fokus zu führen, der sich auf eine positivere Bandbreite an Emotionen konzentriert.

Eine solche Fähigkeit zu besitzen und sie in unserem täglichen Leben zu beherrschen, würde uns nicht nur dabei helfen, durch hochemotionale Phasen zu navigieren, indem wir emotionale Reaktionen ausgleichen und innere Harmonie schaffen, sondern auch gleichzeitig sich von negativen Emotionen wie Angst und Wut zu befreien und sogar Gewaltausbrüche zu vermeiden und gleichzeitig die Immunfunktionen zu stärken.

Generell gilt: Alle vier EI-Kompetenzen sind wichtig, aber alle haben eine direkte Schwäche, wenn man sie nur einzeln betrachtet. Wenn es beispielsweise an Empathie (Säule des sozialen Bewusstseins) mangelt, werden alle anderen sozialen Fähigkeiten, die man im Beziehungsmanagement findet, beeinträchtigt.

Emotionaler Analphabetismus, im Gegensatz zur emotionalen Brillanz handelt es sich um einen emotionalen Zustand mit hohem Defizit, bei dem eine Person nach D. Golam erhebliche Defizite in den vier Säulen der emotionalen Intelligenz aufweist. Dies führt schlüssig zum Hauptthema dieser Forschungsstudie, da es in direktem Zusammenhang mit Kriminalität in frühen Stadien steht. Verhalten und emotionale Dysregulation sind der Maßstab bei jugendlichen Straftätern. Die Jugendlichen in Jugendstrafanstalten schnitten schlecht ab bei der emotionalen Intelligenz in ihrer Beziehung zu Gleichaltrigen. (Mohanty und Nanda 2018).

Außerdem, eine evidenzbasierte Studie kam zu dem Schluss, dass 95 % der jugendlichen Straftäter mit der Diagnose schwerer psychischer Erkrankungen keine evidenzbasierte Behandlung erhielten (McCart und Sheidow 2016). Dies bedeutet, dass derzeit kein gezieltes emotionales Training für den Umgang mit emotionaler Non-intelligenz verfügbar ist, das auf verschiedene Altersgruppen ausgerichtet ist.

Die Ermittlung des Niveaus der emotionalen Intelligenz von Gefangenen, die in unterschiedlichen Systemen (z. B. Justizvollzugsanstalt oder Maßregelvollzug) inhaftiert sind und die Identifizierung spezifischer Verhaltensweisen von gewalttätigen/nicht gewalttätigen Gefangenen, um später einzigartige biopsychosoziale Fähigkeiten aus früheren Phasen der Haft zu identifizieren, würde letztlich nicht nur dazu führen, in der Gesellschaft angemessen zu rehabilitieren, die Haftzeit oder den Krankenhausaufenthalt zu verkürzen, die Suizidraten und aggressiven Absichten der Probanden reduzieren und sogar damit umzugehen, was häufig auch an die multiprofessionellen Parteien im jeweiligen System gerichtet ist . Weniger ereignislose Therapieprozesse würden zusätzlich dazu beitragen, eine bewusste Gesellschaft zu schaffen, die das Sicherheitsniveau ihrer Gemeinschaften erhöhen würde.

Das Thema wurde als pädagogischer Leitfaden ausgewählt, der eine relevante Präventionsmethode für Straftäter und für diejenigen ermöglicht, die im Strafsystem tätig sind. Dieses Forschungsthema wurde mit dem Ziel ausgewählt, eine ergänzende Untersuchung einer frühen Initiative durchzuführen, die 2019 in einer forensischen psychiatrischen Einrichtung, mit Sitz in Deutschland, vorgestellt wurde und die Geschlechtsunterschiede körperlicher Aggression beleuchtete und mögliche prophylaktische Methoden analysierte.

Besinnungsaufsatz

Welche Bedeutung hat emotionale Intelligenz (EI) im Bereich der Strafjustiz?

Eine der klarsten Aussagen zur Lebensdauer des sozialen Lernens stammt von Rousseau und ist aus seinem klassischen Buch über Bildung, Emile. Der erste Satz des Buches beschreibt den Entwicklungsweg von Geburt an: „Gott macht alles gut; man stört sie, und sie werden wütend." (Rousseau 1762/2006, S. 5). Wenige Seiten später schrieb er den Forschungsplan für die Sozialwissenschaften: „Es gibt keine Erbsünde im menschlichen Herzen, das Wie und Warum jedes Lasters kann nachvollzogen werden.".

Die Studien stimmen mit der Literatur überein, die besagt, dass emotionale Intelligenz eine wichtige Rolle bei kriminellem Verhalten spielt (Fenech 2018) und es scheint, dass es für viele Kriminelle eine Frage der Knappheit ist (Fenech 2018). Abgesehen von den kriminellen Verhaltensmerkmalen des Kriminellen, z. B. emotionale Intelligenz (EI), wird nachweislich mit Aggression und Beleidigung in Verbindung gebracht (Sharma et al. 2015). Einerseits sind Personen mit einem hohen EQ-Wert besser in der Lage, ihre Emotionen zu zügeln und sind weniger impulsiv, andererseits neigen Personen mit einem niedrigen EI-Wert eher zu riskantem Verhalten. Sie haben auch Schwierigkeiten, Situationen aus der Perspektive anderer zu verstehen und sind daher tendenziell weniger einfühlsam (Sharma 2015). Personen mit höheren EQ-Werten verfügen über eine bessere Empathiefähigkeit, was im Allgemeinen dazu führt, dass sie sich besser an die Anforderungen der Organisation anpassen können. Forschung an einer Gruppe von 56 ägyptischen männlichen Gefangenen, die das Bar-On Emotional Quotient Inventory (EQ-i) abgeschlossen haben, hat nachgewiesen, dass allgemeines kriminelles Denken und der davon abgeleiteten kriminellen Denkstiles

O. Gudana und S. Stamborski, *Generationenübergreifende Analyse von Straftätern und die Rolle der emotionalen Intelligenz im Strafjustizsystem*, essentials, https://doi.org/10.1007/978-3-662-68305-7_3

(Besänftigung, Abschaltung, Machtorientierung, kognitive Trägheit und Diskontinuität), mit einem gesunkenen Level emotionaler Intelligenz zusammenhängt (Megreya 2013). Emotionale Intelligenz ist ein wichtiger Faktor für individuelle Unterschiede im kriminellen Denken.

In den 1990er Jahren wurden Mehrfachstudien durchgeführt, mit dem Ziel, Straftäter anhand ihrer emotionalen Quotienten (EQ) zu untersuchen, um ein erhöhtes Risiko für ein gewalttätiges Verhalten festzustellen, bei Menschen mit schweren psychischen Störungen im Vergleich zur Allgemeinbevölkerung (Swanson et al. 1990; Link et al. 1992; Monahan 1992). Einerseits wird der Umfang der Forschung zu dieser spezifischen Untergruppe von Menschen oder psychiatrischen Patienten, die gleichzeitig Störungen mit höheren Gewalttendenzen haben (Hodgin 2022), im Kontext der Forensik als Beweismittel präsentiert. Andererseits, so scheint es, wurden schlüssige Beweise nur in einer Handvoll Fällen ermittelt, sodass viele Fragen unbeantwortet blieben.

Emotionale Intelligenz ermöglicht es den im Strafsystem tätigen Beamten, nicht nur Straftäter zu untersuchen, sondern auch die Ordnung aufrechtzuerhalten und gleichzeitig das kriminelle Element innerhalb der Gesellschaft zu kontrollieren. Im Allgemeinen bezieht sich emotionale Intelligenz in der Strafverfolgung auf spezifische emotionale und soziale Kompetenzen, die für einen Polizeibeamten unerlässlich sind, seine Arbeit effektiv erledigen zu können. Der Zusammenhang zwischen emotionaler Intelligenz und Kriminologie wurde in einer Studie untersucht, die zeigt, dass Straftäter dies tun, weil ein Mangel an emotionaler Intelligenz (EI) zu Fehlanpassungen und zu der Unfähigkeit, gewünschte Ziele zu erreichen führt, daher wurde ein direkter Zusammenhang zwischen einem niedrigen Niveau an EQ und Kriminalität festgestellt (Sharma 2015).

Auch wenn evidenzbasierte Studien und Literaturen darauf hinweisen, dass eine schlechte emotionale Intelligenz mit mangelndem Einfühlungsvermögen und kriminellem Verhalten verbunden ist, gibt es immer ein paar Ausnahmen von dieser Regel. Eine Reihe von Psychologen hoben die „dunkle Seite der emotionalen Intelligenz" hervor, also die Art und Weise, wie eine Person Emotionen strategisch nutzen kann, um eigennützige Ziele zu erreichen, ohne oder mit wenig Reue oder Schuldgefühlen. Professor Robert Hare, ein Kriminalpsychologe und Erfinder der PCL-R-Testung, der am häufigsten verwendeten Beurteilung zur Identifizierung psychopathischer Merkmale bei einer Person verwendet wurde, beschrieb Psychopathie als „dimensional", was darauf hindeutet, dass viele Psychopathen dazu neigen, sich sozial wie Chamäleons zu verhalten. Sie besitzen die Fähigkeit, sich in jede soziale Situation einzufügen oder sich auf natürliche Weise anzupassen.

In einer Studie von Dr. Christian Keysers, Professor für soziale Neurowissenschaften an der Universität Amsterdam, analysierte er und sein Team die Gehirnaktivität von 21 verurteilten psychopathischen Gewalttätern, wobei die Ergebnisse mit 26 Männern ähnlichen Alters, sowie ähnlichen IQ verglichen wurden (Keysers und Gazolla 2014). Die Teilnehmer wurden gebeten, sich Filme anzusehen, in denen Menschen sich gegenseitig verletzen, während ihre Gehirnaktivität gemessen wurde. Später schlug ein Doktorand den Patienten auf die Hände, um Gehirnregionen zu lokalisieren, die mit Berührungs- und Schmerzempfindungen verbunden sind. Ziel war es herauszufinden, ob das Gehirn der Patienten ein Schmerzgefühl in ihrem eigenen Gehirn aktiviert, wenn sie den Schmerz anderer sehen. Die Forschungsergebnisse zeigten, dass die Aktivierungsraten motorischer, somatosensorischer und emotionaler Gehirnregionen bei Patienten mit Psychopathie viel geringer waren als bei normalen Probanden. Auf diese Weise wurde die Hypothese bestätigt, dass das Empathieniveau von Psychopathen abnahm und dies erklärte, warum sie Gewaltverbrechen begehen konnten, ohne sich schuldig zu fühlen.

Es ist wichtig, dies oben genannte zu erwähnen, denn in der Studie wird über Psychopathen diskutiert, bei denen es sich um eine Persönlichkeitsstörung als Komorbidität handelt, deren Verurteilung in einem forensisch-psychiatrischen Kontext erfolgt. Diese liegen bei 50 bis 80 % (Coid et al. 2018), wohingegen im Kontext des Gefängnissystems in den Vereinigten Staaten 85 % der Gefängnisinsassen aufgrund einer Substanzabusus litten oder wegen einer Straftat im Zusammenhang mit Drogen oder Arzneimittelmissbrauch (National Institute on Drug Abuse 2020) inhaftiert waren.

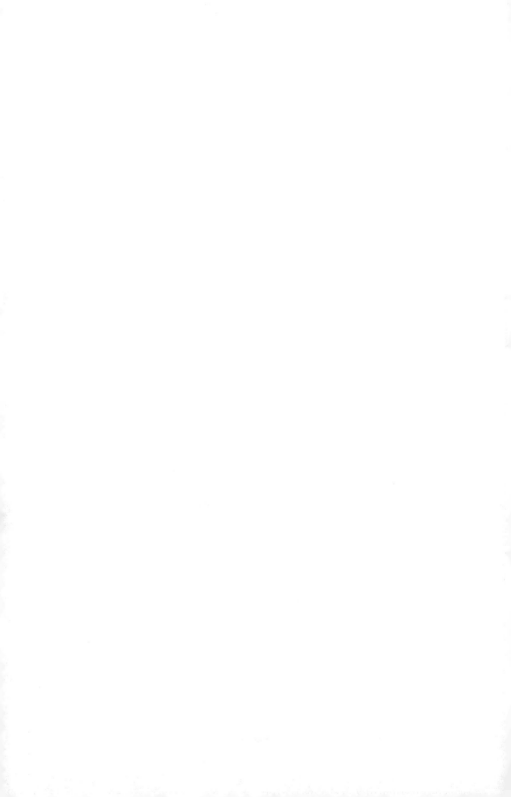

Prä- und perinatale Faktoren
krimineller Straftaten

Durch genetische Analysen werden die weiblichen Nachkommen zu Müttern der nächsten Generation. Normalerweise würden wir erwarten, dass diese Mädchen, die seit ihrer Geburt von einer guten Umgebung profitieren und sich im frühen Erwachsenenalter besser angepasst haben, Lebenspartner wählen, die weniger Probleme haben, gesündere Schwangerschaften haben und Töchter und Söhne zur Welt bringen, die noch leben, gesünder als ihre Mütter und viel gesünder als ihre Großmütter.

Die frühen Erfahrungen von Kindern prägen ihr Wesen und wirken sich auf ihre lebenslange Gesundheit und ihr Lernen aus. Um ihr volles Potenzial zu entfalten, gehören zu den intrinsischen Bedürfnissen von Kindern emotionale und physische Faktoren, wie ein sicheres und stabiles Umfeld, angemessene und nahrhafte Ernährung, Zugang zu medizinischer Versorgung, sichere Beziehungen zu erwachsenen Betreuern, fürsorgliche und entgegenkommende Elternschaft, sowie hochwertige Lernmöglichkeiten zu Hause, in der Kinderbetreuung und in der Schule. Eine Forschung zeigt, dass zahlreiche Kinder in ihrem Leben mit Instabilität konfrontiert sind (Sandstrom 2013). Forscher aus verschiedenen Studienbereichen: Entwicklungspsychologie, Soziologie, Ökonomie, öffentliche Ordnung, Demografie und Familienstudien haben unabhängig voneinander verschiedene Bereiche von Instabilitätsstrukturen erforscht, die die Ergebnisse von Kindern vorher sagten.

Eine Bevölkerungsstudie mit mehr als 700.000 Erwachsenen in Schweden (Nordsletten et al. 2016) zeigte, dass Menschen mit psychischen Erkrankungen häufiger Partnerschaft mit Personen eingingen, die selbst unter einer psychischen Erkrankung litt. Die Übertragung von Verhaltensproblemen zwischen den Generationen erfolgt jedoch wahrscheinlich über mehrere miteinander verbundenen

13

O. Gudana und S. Stamborski, *Generationenübergreifende Analyse von Straftätern und die Rolle der emotionalen Intelligenz im Strafjustizsystem*, essentials, https://doi.org/10.1007/978-3-662-68305-7_4

biopsychosozialen Kanälen. Das Kind erbt eine Mischung aus den Genen seiner Eltern, während andere externe Faktoren wie Konflikte der Eltern, das Rauchverhalten der Mutter, Stress, Armut und Depressionen während der Schwangerschaft die Gehirnentwicklung des Fötus als externe Faktoren über verschiedene Mechanismen, einschließlich DNA-Methylierung, beeinflussen (Coussons-Read 2013). Die natürliche Alphabetisierung (Csibra 2010; Csibra und Gergely 2009) wird in der Sensibilität von Vorschulkindern immer anspruchsvoller, da die an sie gerichtete Erwachsenensprache als pädagogischer Leitfaden fungiert (Butler und Markman, 2012). Kleine Kinder verlassen sich stark auf das, was sie lernen (Butler und Markman 2012). Sie unterscheiden sich von anderen und sind bereits im Vorschulalter daran interessiert, erwachsene Sprecher zu unterscheiden. Zwischen diejenigen die ihnen wahrscheinlich verlässliche Informationen liefern und von denen, die es nicht tun (Harris 2012; Jaswal 2010; Koenig und Doebel 2013).

Eine über 21 Jahre durchgeführte klinische Längsschnittstudie, in der der Zusammenhang zwischen chronischer körperlicher Aggression, Gehirnfunktion und DNA-Methylierung bei Männern mit erhöhten und niedrigen körperlichen Aggressionswegen verglichen wurde, wurde mithilfe einer Bildgebung des Gehirns (PET) zur Analyse der Serotonin*-Synthese im Gehirn bei Männern dargestellt.

Weiterhin wurde bewiesen, dass ein höheres Maß an Aggression mit einer geringeren Serotoninsynthese im Gehirn (Booij et al. 2010) korreliert.

Eine andere Hypothese, dass die Serotoninsynthese im Gehirn mit der Methylierung kritischer Gene im Serotoninweg zusammenhängt, identifizierte höhere Werte der Genmethylierung, sie wurden in T-Zellen* und Monozyten** gefunden, in der Gruppe der Männer mit hoher Aggression, die eine geringere Serotoninsynthese im Gehirn aufwiesen (Wang et al. 2012). Beim Vergleich der DNA-Methylierung von Gefangenen mit asozialen Persönlichkeiten mit der DNA-Methylierung des Monoaminoxidase A (MAOA)-Gene von Männern, die dissoziale Persönlichkeiten hatten und nicht chronisch aggressiv von der Kindheit bis zur Jugend waren, wurde bestätigt, dass die Hypermethylierung des MAOA-Promotor-Gens mit der Diagnose einer antisozialen Persönlichkeitsstörung in Verbindung gebracht wurde (Checknita et al. 2015).

Cytosin ist neben Adenin, Guanin und Thymin eine der vier Nukleobasen, die in DNA und RNA vorkommen.

**DNA-Methylierung ist ein biologischer Prozess, bei dem dem DNA-Molekül Methylgruppen hinzugefügt werden. Methylierung kann die Aktivität eines DNA-Segments verändern, ohne die Sequenz zu verändern.*

*** Serotonin ist ein chemischer Botenstoff, der als Stimmungsstabilisator wirkt.

Es wurde eine epigenetische Korrelation pränataler und perinataler Faktoren identifiziert, die zunehmenden Ausmaße der Psychopathologie, kriminelles Verhalten und Substanzmittelmissbrauch der Mutter war damit verbunden:

- höhere Methylierung des Oxytocin-Rezeptor-Gens zum Zeitpunkt der Geburt
- die DNA-Methylierung dieses Gens bei der Geburt war mit ausgeprägter emotionaler Schwäche verbunden (Cecil et al. 2022)

Wissend, dass das Lernen in der Familie im Alter zwischen 6 und 42 Monaten stattfindet, während körperliche Aggression oft in der zweiten Hälfte des ersten Lebensjahres beginnt und die Häufigkeit körperlicher Aggression nimmt im dritten Jahr deutlich zu (Tremblay et al. 1999). Weitere ermutigende Ergebnisse kamen aus der Dublin-Studie „Preparing for Life", einer intensiven (fünfjährigen) präventiven Intervention, die gezielt während der Schwangerschaft begonnen wurde. Familien, die in schlechten sozioökonomischen Verhältnissen leben. Vorläufige Ergebnisse haben gezeigt, dass erhebliche Auswirkungen zu Verhaltensproblemen und Gesundheit bereits in der frühen Kindheit beobachtet werden konnte (Côté et al. 2018).

Das Präventionsprogramm dieser Studie ergab einen mäßig positiven Einfluss auf die kognitive Entwicklung und eine geringere Anzahl von Klinikbesuchen bei allen Kindern, wohingegen positive Auswirkungen auf externalisierende Verhaltensprobleme auf Kinder mit den schwerwiegendsten Problemen beschränkt waren.

T-Zellen sind Teil des Immunsystems und entwickeln sich aus Stammzellen im Knochenmark. Auch T-Lymphozyten und Thymozyten genannt.
** *Monozyten sind eine Art weißer Blutkörperchen (Leukozyten), die sich in Ihrem Blut und Gewebe befinden, um Keime zu finden und zu zerstören.*

Bei einer großen Stichprobe von Zwillingen, die von Geburt an beobachtet wurden, wurde im Alter von 20 Monaten festgestellt (Dionne et al. 2003), dass das Ausmaß des genetischen Einflusses auf individuelle Unterschiede bei körperlicher Aggression (58 %) signifikant höher war und das Ausmaß der Auswirkungen auf die gemeinsame Umgebung war bei der grammatikalischen Entwicklung (51 %) höher als bei der Wortschatzentwicklung (39 %) des genetischen Einflusses auf individuelle Unterschiede bei körperlicher Aggression (58 %) signifikant höher war und das Ausmaß der Auswirkungen auf die gemeinsame Umgebung war bei der grammatikalischen Entwicklung (51 %) höher als bei der Wortschatzentwicklung (39 %).

Ebenso wurde beobachtet, dass neue genetische Effekte im Alter von 32 und 50 Monaten auftraten und dass genetische Unterschiede in der Aggressionshäufigkeit im Laufe der Zeit deutlich abnahm. Während der Vorschulzeit beeinflussten aggressive Freunde und enge Freundschaften das gewalttätige Verhalten von Vorschulkindern, selbst wenn genetische Effekte kontrolliert wurden. Dennoch sollten ältere und weisere Kinder ihr soziales Umfeld mit ihren genetischen Dispositionen entsprechend wählen (Tremblay, Vitaro et al. 2017).

Ergebnisse einer generationenübergreifenden Forschung in Folgestudien von Tremblay et al. aus dem Jahr 2004, die mit der Analyse der Prädiktoren für körperliche Aggression bei der Geburt begannen, wurde Folgendes festgestellt:

- Die Assoziation von Anomalien beginnt sehr früh
- Berichten von Müttern über ihr eigenes asoziales Verhalten während der Adoleszenz korrelierten mit der chronischen körperlichen Aggression ihres Kindes im Alter zwischen 17 und 42 Monaten
- Die Wahrscheinlichkeit, dass Mütter bei der Geburt ihres Kindes und in der frühen Kindheit in Armut und schwierigen sozialen Verhältnissen lebten, war höher
- Mütter waren sehr jung, als das Kind geboren wurde
- Mütter lebten getrennt vom Vater des Kindes
- Mütter hatten keinen Hauptschulabschluss
- Rauchten während der Schwangerschaft
- Leideten unter einer postpartalen Depression

Die Entwicklung körperlicher Aggression

Es ist eine Herausforderung, empirische Beweise für die Entwicklung menschlicher körperlicher Aggressionen zu finden, die oft das erste Anzeichen einer Straftat sind und zwar vom Säuglingsalter bis zum Erwachsenenalter, da Längsschnittstudien selten und relativ neu sind, während generationsübergreifende Studien noch seltener sind.

Eine Reihe von Forschungsstudien an Säuglingen und Kleinkindern zeigten deutlich, dass die meisten Kinder bereits im Säuglingsalter, körperliche Aggressionen zeigen und es eine Variabilität in der Häufigkeit aggressiver Tendenzen gibt (Hay et al. 2000; Tremblay 2000). Es wurde bereits festgestellt, dass das Lernen in der Familie im Alter zwischen 6 und 42 Monaten stattfindet und körperliche Aggressionen häufig in der zweiten Hälfte des ersten Lebensjahres beginnen. Eine Studie von Tremblay (1999) zeigte, dass laut Berichten von Müttern der Beginn körperlicher Aggressionen häufig in der zweiten Hälfte des ersten Jahres nach der Geburt auftritt und die Häufigkeit (Stoßen, Schlagen oder Treten) bis zum dritten Jahr deutlich zunimmt (siehe Abb. 1).

Ferner Längsschnittanalysen während der Vorschuljahre weisen darauf hin, dass körperliche Aggressionen in diesem frühen Alter genauso stabil sind, wie körperliche Aggressionen während der Grundschuljahre (Cummings et al. 1989; Hay et al. 2000; Keenan und Shaw 1993).

Diese Ergebnisse wurden anhand einer Bevölkerungsstichprobe von 1195 Kindern in einer standortübergreifenden Studie zur Kinderbetreuung in den Vereinigten Staaten wiederholt und anhand von Lehrerberichten in drei Hauptkategorien identifiziert (Campbell und das NICHD Early Child Care Research Network 2006):

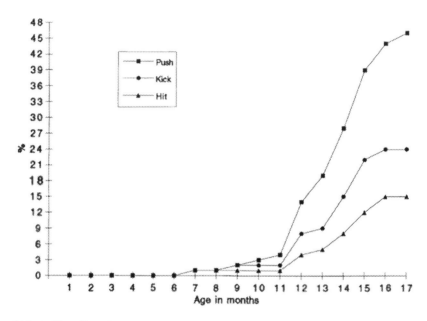

Abb. 1 Kumulierter Beginn körperlich aggressiven Verhaltens

- Kinder mit einem hohen Aggressionswert (3 % der Stichprobe) zeigten die schwerwiegendsten Anpassungsprobleme, darunter schlechtere soziale Fähigkeiten, ein höheres Maß an Ausdrucksfähigkeiten und mehr selbst berichteten Problemen mit Gleichaltrigen.
- Diejenigen mit einem mäßigen Aggressionswert (15 %) zeigten eine schlechte Regulierung und Unaufmerksamkeit. Obwohl Kinder mit einem mäßigen Grad an früher Aggression, die bis zum Schuleintritt stark abnahm (12 %), bei der Nachuntersuchung gut angepasst zu sein schienen, zeigten diejenigen, die ein niedriges Maß an stabiler Aggression zeigten (25%), einige unerwartete soziale Probleme und Verhaltensprobleme.
- Kinder in der Kontrastgruppe (45 %) zeigten vom Kleinkindalter an durchweg eine sehr geringe Aggressivität.

Der Weg zu körperlicher Aggression, bis hin zu körperlich gewalttätiger und gewaltloser Jugendkriminalität, hängt auch exponentiell mit ihrem körperlichen Erscheinungsbild zusammen, da Kinder im Alter von etwa 11 bis 12 Jahren anfangen, körperlich eine ernsthafte Bedrohung für ihre Lehrer und andere Erwachsene darzustellen. Jungen können in diesen Jahren hinsichtlich ihrer Körpergröße hinter Mädchen zurückbleiben, werden aber in der Regel größer. Mädchen beginnen Brüste zu entwickeln und ihre Periode zu bekommen, während bei Jungen die Gesichtsbehaarung wächst. Aus emotionaler Sicht verspüren Jugendliche den Drang, unabhängiger von ihren Familien zu werden und versuchen, einen Platz in ihrer sozialen Gruppe einzunehmen. Freunde ersetzen oft Familienmitglieder und verbringen tendenziell mehr Zeit alleine oder außerhalb der Familie.

Kognitiv konzentrieren sich Kinder in diesem Alter normalerweise auf die Gegenwart, aber inzwischen beginnen sie zu verstehen, dass das, was sie jetzt tun, langfristige Auswirkungen haben kann. Sie beginnen auch zu erkennen, dass die Probleme nicht nur eindeutig sind und Informationen unterschiedlich interpretiert werden können. Es ist die Zeit der Adoleszenz, in der auch sie zu „rebellieren" beginnen, indem sie sich von ihren alten Gewohnheiten lösen, sich auf die Suche nach neuen sozialen Gruppenaktivitäten begeben und mehr Wert auf ihre Sexualität legen. Es ist oft diese Zeit ihres Lebens, in der sie durch ihre Umgebung mit Alkohol, Drogen oder dem Missbrauch einer oder mehrerer Substanzen in Berührung kommen (Campbell et al. 2006) oder in falschen sozialen Gruppen landen.

Manche Kinder sind aufgrund einer Reihe möglicher Risikofaktoren anfälliger für diesen Prozess als andere. Belastende frühe Lebenserfahrungen wie Missbrauch oder das Erleiden anderer Formen von Traumata sind ein wichtiger Risikofaktor (Nationales Institut für Drogenmissbrauch 2020). Bei Jugendlichen mit einer Vorgeschichte von körperlichem und/oder sexuellem Missbrauch ist die Wahrscheinlichkeit höher, dass Subtanzbusus diagnostiziert wird (Shane 2010). Viele weitere Risikofaktoren, einschließlich genetischer Anfälligkeit, pränataler Kontakt mit Alkohol oder anderen Drogen, mangelnder elterlicher Aufsicht oder Überwachung und Umgang mit drogenkonsumierenden Gleichaltrigen spielen ebenfalls eine wichtige Rolle (Nash 2005).

Nach der Veröffentlichung des Gewaltberichts der Weltgesundheitsorganisation im Jahr 2002 und der Bericht des US-Gesundheitsministeriums (2001) über Gewalt durch junge Menschen heißt es, dass es sich bei der Mehrzahl der gewalttätigen jungen Menschen und jugendliche Straftäter handelt, die in ihrer Kindheit kaum oder gar keine Anzeichen schwerer Aggression oder anderer problematischer Verhaltensweisen zeigen (Tab. 1).

Die obige Schlussfolgerung der Weltgesundheitsorganisationen steht in ausgeprägten Gegensatz zu zwei amerikanischen Studien (eine prospektive und eine retrospektive), die bereits einen signifikanten Rückgang der Häufigkeit körperlicher Aggression bei Kindern vom Schuleintritt bis zum Jugendalter gezeigt

Tab. 1 Geschätzte weltweite Tötungsdelikte und Selbstmorde nach Altersgruppe (2000)

Age group (years)	Homicide rate (per 100 000 population)		Suicide rate (per 100 000 population)	
	Males	Females	Males	Females
0-4	5.8	4.8	0.0	0.0
5-14	2.1	2.0	1.7	2.0
15-29	19.4	4.4	15.6	12.2
30-44	18.7	4.3	21.5	12.4
45-59	14.8	4.5	28.4	12.6
≥60	13.0	4.5	44.9	22.1
Total[a]	13.6	4.0	18.9	10.6

Source: WHO Global Burden of Disease project for 2000, Version 1 (see Statistical annex).
[a] Age-standardized.

hatten (Cairns et al. 1989; Loeber und Stouthamer-Loeber 1998). Die abschlie-
ßende Zusammenfassung der Studien zeigt, dass dort von der Kindheit bis zur
Jugend ausgeprägte Muster in der Art aggressiver Themen in Konflikten gab,
mit entwicklungsbedingter Persistenz von direkter Konfrontation und körperlichen Angriffen bei Konflikten zwischen Männern und einer Zunahme sozialer
Aggression und Vertreibung bei Konflikten zwischen Frauen.

Geschlechtsspezifische Unterschiede bei körperlicher Gewalt

Es gibt kaum geschlechtsspezifische Unterschiede in der Häufigkeit und schwere problematische Verhaltensweisen bis zum 3. Lebensjahr, aber deutliche Geschlechtsunterschiede zeigen sich im Alter von etwa 4 Jahren (Keenan 1997). Um sich speziell auf Geschlechtsunterschiede zu konzentrieren, wurden Daten im Alter von 6 bis 15 Jahren (Broidy et al. 2003) aus sechs Stichproben und aus den drei Ländern (Kanada, Neuseeland und Vereinigte Staaten von Amerika) abschließend interpretiert:

- Mädchen zeigen weniger körperliche Aggression als Jungen, obwohl ihre Entwicklungsverläufe ähnlich waren (Keenen und Shaw 1997).
- Jungen, die während der Grundschulzeit ein hohes Maß an körperlicher Aggression zeigten, waren dem größten Risiko jugendlicher körperlicher Gewalt ausgesetzt.
- Die Prävalenz schwerer körperlicher Aggression während der Pubertät war bei Mädchen sehr gering.
- Es wurden Hinweise auf eine spät einsetzende chronische körperliche Aggression in einer kleinen Gruppe nachgewiesen.

Lambert A.J. Quetelet half durch seine statistische Analyse, Beziehungen zwischen Kriminalität und anderen sozialen Faktoren herzustellen. Unter seinen Erkenntnissen kam er zu dem Schluss, dass ein starker Zusammenhang zwischen Alter und Kriminalität besteht, sowie Geschlecht und Kriminalität. Während sich seine Arbeit zur moralischen Entwicklung auf kriminelles Verhalten konzentrierte und Daten von Gerichten stützte, das Kriminalitätsäquivalent des Body-Mass-Indexes: Die Alters-Kriminalitätskurve, die bis heute ein wichtiger Forschungsschwerpunkt der Kriminologen bleibt (Sampson und Laub 2005).

O. Gudana und S. Stamborski, *Generationenübergreifende Analyse von Straftätern und die Rolle der emotionalen Intelligenz im Strafjustizsystem*, essentials,
https://doi.org/10.1007/978-3-662-68305-7_6

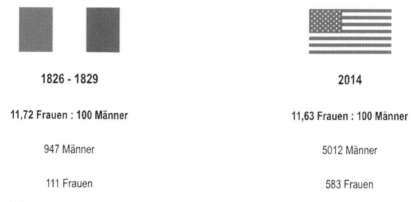

1826 - 1829   **2014**

11,72 Frauen : 100 Männer   11,63 Frauen : 100 Männer

947 Männer   5012 Männer

111 Frauen   583 Frauen

Abb. 1   Frauen-Männern-Verhältnis für Tötungsdelikte

Diese Informationen motivierten Quetelet natürlich dazu, die Unterschiede zwischen Männern und Frauen zu untersuchen. Er berechnete unter anderem das Verhältnis von Männern zu Frauen, die zwischen 1826 und 1829 in Frankreich wegen Mordes angeklagt wurden (Abb. 1).

Er stellte fest, dass wir beim Vergleich des Tötungsdelikts von Frauen zu Männern in den USA im Jahr 2014 ein überraschend ähnliches Verhältnis erzielten:

Damals wurde immer wieder behauptet, dass ein Unterschied zwischen Frauen und Männern beim Einsatz körperlicher Aggression nicht auf die Tatsache zurückzuführen sei, dass Frauen den Männern in moralischer Hinsicht überlegen seien, sondern eher auf ihre schwächere körperliche Stärke (Archer 2009). Quetelet (1833) kam jedoch zu dem Schluss, dass es neben der körperlichen Stärke zwei wesentliche Unterschiede zwischen Männern und Frauen gab, die die Geschlechtsunterschiede bei Tötungsdelikten erklärten. Der erste ist der moralische Bereich, da Frauen eine erhöhte Tendenz haben, Scham und Bescheidenheit zu empfinden. Die zweite Diskrepanz betrifft die Möglichkeiten, Straftaten zu begehen: Frauen sind abhängig und eher heimatnaher.

Fast 200 Jahre später widersprach die jüngste wissenschaftliche Debatte über die Unterschiede zwischen Männern und Frauen in der Aggression zwei unterschiedlichen theoretischen Perspektiven, die teilweise mit den Erklärungen von Quetelet (1833) verwandt sind:

1. Die erste, evolutionäre Perspektive, führte zu der Annahme, dass Unterschiede zwischen Frauen und Männer aus einer evolutionären Selektion von Frauen aufgrund von Eigenschaften resultieren, die mit der Investition ihrer Nachkommen zusammenhängen, während Männer aufgrund ihrer Fähigkeiten ausgewählt wurden, mit anderen Männern zu konkurrieren (Archer 2009)

2. Die zweite Perspektive der Aggressionsunterschiede zwischen Frauen und Männern konzentriert sich auf die unterschiedlichen sozialen Rollen von Frauen und Männern. Es wurde hervorgehoben, dass Mädchen dazu erzogen werden, zu Hause zu bleiben und sich um ihre Kinder zu kümmern, während Jungen dazu erzogen werden, in der Gemeinschaft zu arbeiten, wo es mehr Chancen und Risiken für Konflikte gibt (Eagly und Steffen 1986).

Quetelet gab an, dass nur 5 % der Jungen und nur 1 % der Mädchen körperliche Gewalt anwenden, doch dieser Statistik widerspricht eine Studie der „National Family Violence Survey" (Straus und Gelles 1990), eine landesweit repräsentative Studie die 6.002 Männern und Frauen analysierte, die ergab, dass im Jahr vor der Umfrage 12,4 % der Ehefrauen selbst angaben, im Vergleich zu wem Gewalt gegen ihre Ehemänner angewendet zu haben und 11,6 % der Ehemänner gaben an, Gewalt gegen ihre Frauen angewendet zu haben. Von diesen wenigen, von Frauen initiierten Fällen ist bekannt, dass Gewalt bei Frauen meist im Zusammenhang mit Gewalt gegen sie durch ihren männlichen Partner auftritt. Es gibt Hinweise darauf, dass Männer häufiger sexuellen Missbrauch, Zwangskontrolle und Stalking begehen als Frauen und dass Frauen bei Vorfällen häuslicher Gewalt auch viel häufiger verletzt werden.

Der Beweis für Quetelets Theorie zum Verhältnis geschlechtsspezifischer Unterschiede bei körperlicher Aggression kommt von einer abschließenden Studie, die von der Weltgesundheitsorganisation in 66 Ländern durchgeführt wurde und in der zwischen 1985 und 1994 identische Mordraten ermittelt wurden (Weltgesundheitsorganisation 2002) (Abb. 2).

Was den Auslöser gewalttätiger Übergriffe betrifft: das Motiv körperlicher Gewalt bei Frauen ist eher auf Selbstverteidigung und Angst zurückzuführen, während körperliche Gewalt bei Männern sich eher auf Kontrollstörungen beruht. Präventive Interventionen sind in der Regel für Männer gedacht, sie sind jedoch sehr unterschiedlich und für viele Frauen, die in einer Beziehung gewalttätig sind, weniger wirksam. In Beziehungen mit weniger aggressiver „Paargewalt" neigen Frauen und Männer gleichermaßen dazu, körperliche Gewalt auszuüben, während Männer weitaus häufiger gewalttätiger und brutaler agieren, was sie in der Regel zu Tätern und Frauen zu Opfern macht (Straus und Gelles 1990).

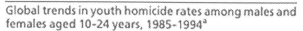

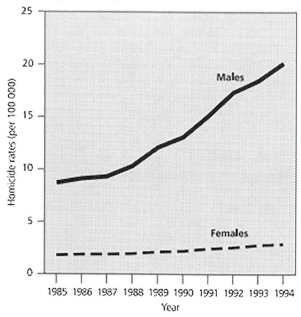

ª Based on WHO mortality data from 66 countries.

Abb. 2 Globaler Trend der Mordraten unter Jugendlichen bei Männern und Frauen im Alter von 10 bis 24 Jahren (1985 bis 1994)

Typologie der Gewalt

Die quellenübergreifende Verknüpfung von Studiendaten ist eines der schwierigeren Probleme der Gewaltforschung, da aktuelle Daten über Gewalt in der Regel von verschiedenen, unabhängig voneinander agierenden Organisationen und auch aus Gründen der Vertraulichkeit generiert werden. Überdies können Beweise von Gerichtsmedizinern und posthume Informationen von Gerichtsmedizinern normalerweise nicht mit den von der Polizei gesammelten Daten verknüpft werden. Gleichzeitig herrscht derzeit ein allgemeiner Mangel an Einstimmigkeit in der Art und Weise, wie Daten über Gewalt erhoben werden, was die Datenanalyse und den Vergleich zwischen Gemeinschaften und Nationen erheblich erschwert (UNECE 2019).

In ihrer Resolution von 1996 erklärte die Weltgesundheitsversammlung Gewalt zu einem „führenden Problem der öffentlichen Gesundheit", was die Weltgesundheitsorganisation (WHO) dazu veranlasste, eine Gewalttypologie zu entwickeln (Abb. 1):

Bei einer horizontalen Analyse ihrer Natur wurden vier Haupttypen von Gewalt identifiziert:

- Hellseherisch (zum Beispiel durch Schläge, Ohrfeigen, Messerstechereien, Schießereien, Morde)
- Sexuell (z. B. Streicheln, Belästigungen, (wiederholter) sexueller Missbrauch)
- Psychisch (z. B. Manipulation, Mobbing, Kontrollübernahme, Isolation von einer Gruppe und/oder Gesellschaft, Stalking)
- Entzug und/oder Vernachlässigung (z. B. Entzug absoluter Grundbedürfnisse: Unterkunft, Nahrung, Wasser, physische Isolation/Einkerkerung)

O. Gudana und S. Stamborski, *Generationenübergreifende Analyse von Straftätern und die Rolle der emotionalen Intelligenz im Strafjustizsystem*, essentials, https://doi.org/10.1007/978-3-662-68305-7_7

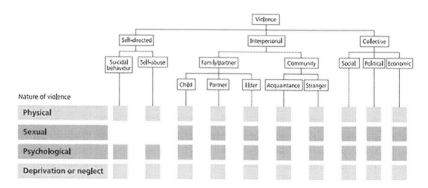

Abb. 1 Typologie der Gewalt. (Quelle: Weltgesundheitsorganisation)

Zusätzlich zu den oben genannten Kategorien von Gewalt ist ein vertikaler Aspekt zu berücksichtigen, eine Untergruppe, unter der diese Gewaltarten wiederum anhand der Art der Gewalt untersucht werden können, die diesen Handlungen zugefügt wird: Kinder, eheliche Gewalt, zwischenmenschliche Gewalt, ältere Menschen, Fremde und/oder Kollektive.

Basierend auf einer Geschlechtsanalyse konnte Baillargeon (2007) einen signifikanten Unterschied in der Häufigkeit körperlicher Übergriffe zwischen Jungen und Mädchen im Alter von 17 bis 29 Monaten nachweisen. Diese geschlechtsspezifischen Unterschiede werden oft auf die Schwäche der Gliedmaßen der Mädchen sowie auf ihre fortgeschrittenere sprachliche und kognitive Entwicklung zurückgeführt. Es sind Mädchen, die häufiger indirekte Angriffe ausführen (z. B. sich über jemanden hinter ihrem Rücken lustig machen), während Jungen eher zu körperlichen Angriffen neigen.

Um zu zeigen, wie diese verschiedenen Arten von Aggression miteinander verbunden und sinnvoll mit der Rolle emotionaler Gewalt bei Gewalt verknüpft sind, werde ich die sachlich dargestellten Fälle vorstellen, die auf realen Ereignissen aus meiner klinischen Erfahrung im Zusammenhang mit den zuvor genannten vier Säulen der emotionalen Intelligenz basieren, mit dem Ziel zu verstehen, warum und wie emotionale Intelligenz bei einer Person oder unserem zwischenmenschlichen Leben eine Rolle spielt:

Kasuistik 1: Emotionales Selbstmanagement

Ein vierzehnjähriges Mädchen wurde Mitternacht vom Rettungsdienst in die Notaufnahme des Krankenhauses eingeliefert. Sie weist mehrere tiefe, lineare Schnitte an beiden Unterarmen auf. Überdies ist eine oberflächliche, aber noch blutende Platzwunde an ihrem Kopf sichtbar. Nach eingehender Befragung gibt das Mädchen, das sich stets kooperativ und freundlich verhielt, zu, dass die Wunden selbst verursacht wurden. Zur Ursache gab sie an, dass ihr persönlicher Therapeut in den vergangenen zwei Wochen im Urlaub gewesen sei und ihn nicht sprechen konnte. Sie hatte das Gefühl, dass sich in den letzten beiden Tagen, ohne jemanden zum Gespräch zu haben, der innere Stress so stark steigerte, dass er für sie unerträglich wurde, sodass sie zweimal mit dem Kopf gegen die Wand geschlagen und sich mit einer Rasierklinge die Pulsadern aufschnitt, da sie genau wusste welche Hauptarterien sie meiden sollte. Nachdem sie chirurgisch versorgt wurde, erwähnte sie, dass ihr Therapeut morgen zurück sein werde und sie nur noch nach Hause und entlassen werden möchte.

Deutung: Das Mädchen, bei dem zuvor eine Diagnose gestellt worden war und die sich derzeit in Therapie befindet, da sie vom Borderline-Persönlichkeitstyp aus emotional instabil ist, wies erhebliche Defizite in mehreren Bereichen der emotionalen Intelligenz auf. Obwohl sie sich ihrer selbst bewusst war und ihre eigenen Emotionen identifizieren konnte, war sie nicht in der Lage, diese entsprechend auszubalancieren, um die Selbstkontrolle aufrechtzuerhalten, was zu einem allmählichen Anstieg ihrer inneren Frustration führte. Letztlich verfügte sie nicht über die Fähigkeiten und Ressourcen, um Hilfe zu bitten, was ein Defizit im Beziehungsmanagement (einschließlich Teamarbeit) aufwies und aus Frustration schlug sie dann ihren Kopf gegen die Wand, nahm ein Rasiermesser und schnitt sich die Pulsadern auf. Um ihre Bedürfnisse und Gefühle mitteilen zu können, nutzte sie dann körperliche Selbstaggression, die als Reaktion auf Frustration fungierte, was sie schnell dazu brachte, ihr Ziel zu erreichen, mit jemandem kommunizieren zu können.

Diese Analogie stellt eine vertikale Form der körperlichen Gewalt dar, die gegen sich selbst gerichtet ist und bei der kein anderer geschädigt wird, was Defizite der emotionalen Intelligenz auf der Ebene des Selbst- und Beziehungsmanagements belegt.

Kasuistik 2: Emotionaler Analphabetismus

Die örtlichen Polizeibeamten wurden darauf aufmerksam gemacht, dass mehrere Personen einen 42-jährigen Mann mit einem blutigen Hemd und einer Waffe in der Hand gesichtet hatten, als er durch die Straßen in der Nähe einer Hauptschule spazierte. Als die Polizeibeamten ihre Suche beendeten, bestand ihr Hauptziel darin, den Mann zu entwaffnen und den Grund für sein blutiges Hemd herauszufinden. Die Beamten versuchten durch Nennung ihrer Namen und Eröffnung eines Kommunikationskanals Kontakt aufzunehmen, um den Absichten des Mannes genauer nachzugehen. Die erste Reaktion des Mannes, nachdem er die Polizisten erkannt hatte, bestand darin, ihm die Waffe an den Kopf zu halten. Nach ausreichender Beruhigung und verbaler Deeskalation der dynamischen Situation zog der Mann ohne weitere Ankündigung schnell seine Waffe und schoss sich in den Kopf.

Deutung: Der Mann mittleren Alters gestand vor seinem Selbstmordversuch weinend und mit lauter Stimme, dass er in der Schule auf ein Mädchen warte. Seinem Geständnis zufolge hat ein Mädchen, das die Schule in der Nähe besuchte, wo sich der Vorfall ereignete, vor zwei Wochen mit ihm Schluss gemacht. Angeblich führten sie eine Beziehung, doch das Mädchen entwickelte Gefühle für einen Jungen aus derselben Schule, beendete die Beziehung und brach jeglichen Kontakt mit ihm ab. In seiner Verzweiflung rief er das Mädchen hunderte Male am Tag an und ohne eine Antwort zu erhalten, begann er sie zu stalken. Die Polizeibeamten fanden bei einer unmittelbaren Obduktion eine leere Flasche Wodka in seiner Hose. In der Zwischenzeit hieß es in einem weiteren Notruf, der sich an die Beamten richtete und anwesenden Personen fragte, ob bei einer Schießerei in der Nähe einer Schule mehrere Jugendliche getötet worden seien. Es wurde ein unmittelbarer Zusammenhang der Fälle festgestellt. *Fazit:* Der Mann, der schon vor der Trennung unter Drogenmissbrauch litt, begann sich schrittweise immer irrationaler zu verhalten. Das Mädchen hatte nie eine Beziehung zu dem Mann. Der Mann entwickelte eine substanzinduzierte Liebespsychose und litt unter Wahnvorstellungen. Er war überzeugt, dass das Mädchen eine Beziehung zerbrochen hatte, und erschoss in seiner Verzweiflung eine Gruppe von Jugendlichen, darunter das Mädchen und einige ihrer Freunde, aus Rache und Eifersucht.

Bei der Analyse dieser Gewalttat aus der Perspektive der emotionalen Intelligenz: Die kognitiven Funktionen des Mannes waren durch akuten Drogenmissbrauch stark beeinträchtigt, er wies Mängel in allen Säulen der emotionalen Intelligenz auf, einschließlich des sozialen Bewusstseins und zeigte keine Anzeichen von Empathie. Als ihm später die tragischen Konsequenzen seines Handelns bewusst wurden, erschoss er sich selbst, um jegliche kriminelle Verfolgungsabsichten abzuwehren.

Es zeigte sich, dass emotionale Intelligenz mit Aggression und Beleidigung verbunden ist, da Personen mit einem hohen EI-Wert ihre Emotionen besser zügeln können und weniger impulsiv sind. Anderseits sind Personen mit niedrigen EI-Werten anfälliger für riskantes Verhalten (Lowicki 2017). Außerdem fällt es ihnen schwer, Situationen aus der Perspektive anderer zu verstehen und sie neigen daher dazu, weniger einfühlsam zu sein. Personen mit höheren EQ-Werten verfügen über eine bessere Empathiefähigkeit, was im Allgemeinen dazu führt, dass sie sich besser an die Anforderungen der Organisation anpassen können (Vyas 2018).

In beiden oben genannten Fällen hätte ein präventives Training der emotionalen Intelligenz oder eine andere interventionelle Methode der emotionalen Intelligenz nicht nur eine Eskalation der Krise verhindern können, was zu einem Nutzen durch Entstressen der Gesellschaft geführt hätte, sondern auch zu einer Verringerung der Gewaltraten (selbst verdrängt oder externalisiert).

Abgesehen von einer Handvoll emotionaler Trainingseinrichtungen, deren Methoden derzeit im Rahmen von Bildungszwecken eingesetzt werden, sind meines derzeitigen Wissens nach im Justizsystem und in angeschlossenen Institutionen keine Schulungen zur emotionalen Intelligenz verfügbar, die in realen Szenarien eingesetzt werden. Angesichts der derzeit hohen Gewaltquote, die im letzten Jahrhundert exponentiell zugenommen haben, sollte die Frage nach der Gesellschaft und den Beteiligten derzeit nicht mehr auf das „Warum", sondern auf das „Wie" gerichtet werden. Wie können wir als Gesellschaft oder als Staat helfen und was können wir tun, anstatt das, was wir hätten machen können? Die zunehmenden Gewalttendenzen der aktuellen Jahrhunderte haben uns geholfen, Gewalt an sich besser zu verstehen, ein neues Licht auf die Verantwortung der Organisationen zu werfen und die Verantwortung der Institutionen im Kampf gegen diese globale, aber nicht wahrnehmbare Endemie hervorzuheben. Der Kampf mit und gegen das Leid der schwächsten Individuen der Gesellschaft ist eine allzu sichtbare Tragödie der gesellschaftlichen Konflikte, allerdings gibt es (meines

Wissens nach) keine realen Ansätze zur emotionalen Intelligenz, die im Strafjustizsystem zum Einsatz kommen, wo Einzelpersonen normalerweise innerhalb
einer angemessenen Frist landen.

Methoden der Gewaltprävention

Das Hauptkriterium für den transformativen Erfolg sozialer Experimente zur Gewaltprävention ist das Bewusstsein für bestehende soziale Systeme und eine Schlüsselkomponente des emotionalen Intelligenzkonstrukts. Wissenschaftler haben behauptet, dass der evolutionäre Wandel des 21. Jahrhunderts soziale Experimente erfordert, die eine bewusste Anstrengung zur Transformation der soziokulturellen Mechanismen der internen Funktionsweise von Organisationen darstellen (Dani und Sharma 2019). Mehrere Studien zeigen, dass Verhaltensprobleme von Tätern wie chronische körperliche Aggression Teil eines komplexen biopsychosozialen Prozesses sind, der von Generation zu Generation weitergegeben wird (Dodge 2013). Es ist unsere moralische und soziale Pflicht, von Beginn des Lebens dieser Kinder an dazu beizutragen, diese Tradition zwischen den Generationen zu brechen. Deshalb sollten wir Mütter, Väter oder auch Justizvollzugsanstalten nicht für ihre Verhaltensprobleme oder die ihrer Kinder verantwortlich machen. Um einen weiteren Anstieg der Zahl gewalttätiger Handlungen zu verhindern, sollte bereits in der frühen Entwicklungsphase eine vorrangig prophylaktische und proaktive Methode in Betracht gezogen werden.

Die assortative Paarung bringt definitionsgemäß Partner zusammen, die eine ähnliche Geschichte und ähnliche genetische Ausstattung haben, nicht nur im Hinblick auf psychische Probleme, sondern auch im Hinblick auf Verhaltensprobleme, Religion, ethnische Zugehörigkeit, berufliche Interessen, persönliche oder körperliche Merkmale. Darüber hinaus wird in Bezug auf diese Aspekte davon ausgegangen, dass Fähigkeiten wie zur Selbstkontrolle, Erziehungsfähigkeiten, die Vermittlung von Werten, z. B. Ernährung, Disziplin, Substanzgebrauch, Lebensstil und Respekt für andere eine wichtige Rolle bei der assoziativen Paarung spielen.

O. Gudana und S. Stamborski, *Generationenübergreifende Analyse von Straftätern und die Rolle der emotionalen Intelligenz im Strafjustizsystem*, essentials, https://doi.org/10.1007/978-3-662-68305-7_8

Durch die Einleitung intensiver, langfristiger Interventionen zu Beginn des Lebens und die Fortsetzung während der Schwangerschaft für Mütter, ist die Berücksichtigung der Partnerauswahl einer der generationsübergreifenden und prophylaktischen Aspekte, die bei der Betrachtung körperlicher Aggression berücksichtigt werden sollten. Diese Art der Selbsterkenntnis und Partnerentscheidung wirkt sich positiv auf den Lebensverlauf aus, führt jedoch dazu, dass der Bedarf an sozioökonomischen Interventionsmethoden verringert wird (Tremblay et al. 1999; Tremblay et al. 2004; Nagin et al. 1999).

Bei Müttern, die keine Intervention erhielten, war die Wahrscheinlichkeit höher, verhaftet und verurteilt zu werden und es ist weniger wahrscheinlich, dass sie medizinische Hilfe in Anspruch nahmen (Eckenrode 2010). Weitere Auswirkungen der assortativen Paarung führen letztendlich zu:

- Reduzierung des Kindesmissbrauchs und der Vernachlässigung ihrer Nachkommen.
- Reduzierung der Mütterkriminalität (Eckenrode et al. 2010).
- Verhaltensprobleme wurden deutlich reduziert und die Gesundheit der Kinder bis weit ins Kindergartenalter verbessert (Côté et al. 2018; Doyle et al. 2016).

Die besprochenen Studien deuten darauf hin, dass es möglicherweise einfacher ist, mit chronisch gewalttätigen Verhaltenstendenzen umzugehen, wenn wir schwangeren Frauen mit Verhaltensproblemen in der Vorgeschichte helfen, anstatt uns auf reife, aggressive Männer zu konzentrieren, die störender sind, aber nicht schwanger werden. In vielen Fällen unharmonischer familiärer Zusammenhänge ist der leibliche Vater aus dem Leben dieser Frauen und ihrer Kinder verschwunden oder wird bald verschwinden. Wenn jedoch der Vater oder ein anderer Mann anwesend ist, sollte er in den Präventionsprogrammen einbezogen werden. Daten des US-Justizministeriums (1993) zeigten höhere Kriminalitätsraten bei Männern, die von zwei Elternteilen in einer Atmosphäre des Konflikts aufgezogen wurden, als bei Männern, die von liebevollen Müttern in dysfunktionalen Familien aufwachsen. Der Vergleich lässt sich in diesem Fall dahingehend interpretieren, dass väterliche Abwesenheit (nur unter bestimmten Umständen!) förderlich für die Beendigung von Konflikten sein kann (Doyle 2014).

Wissen, dass chronisch aggressives Verhalten genetisch, epigenetisch und durch Lernen von Generation zu Generation weitergegeben wird, während aggressives Verhalten in den ersten 24 Lebensmonaten auftritt und tendenziell um 11–12 zunimmt. Ab dem 1. Lebensjahr wurde festgestellt, dass günstige Entwicklungspfade erkennbar sind und zu deren Verhinderung dienen können. Die Prävention sollte bei ungünstigen Konstellationen während der Schwangerschaft der Mutter beginnen und bis zum Schulabschluss andauern. In manchen Fällen besteht eine wichtige Präventionsstrategie darin, der Mutter ein Leben ohne einen asozialen Partner zu ermöglichen.

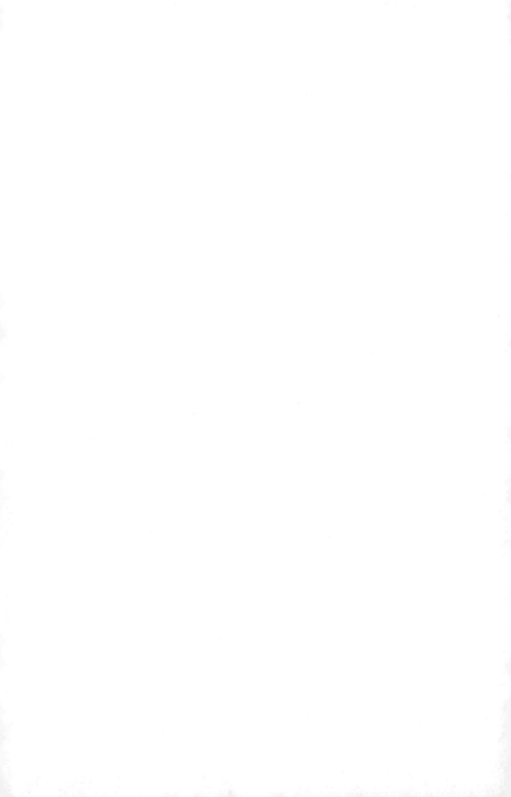

Rehabilitation: Gefängnis versus forensische Psychiatrie

Die Rehabilitationsprozesse in Gefängnissystemen und in forensisch-psychiatrischen Einrichtungen unterscheiden sich stark voneinander, ebenso wie der Umfang und das Niveau psychoedukativer Programme. Forschung, die sich auf die Bestimmung des Niveaus der emotionalen Intelligenz verurteilter Krimineller konzentriert, ist auch heute noch selten. In den wenigen Fällen, die es gibt, entschlüsseln sie kriminelle Verhaltensmerkmale und emotionale Intelligenzmerkmale auf der Grundlage einer eher geringen Zahl von Gefängnisinsassen, wobei der sozioökonomische Status, das Geschlecht, der Hintergrund, die Anamnese, die ethnische Zugehörigkeit und das Bildungsniveau dieser Verurteilten oft nicht erwähnt werden.

Die Rehabilitation in forensisch-psychiatrischen Einrichtungen erfolgt im Gegensatz zum Gefängnissystem bietet medizinische Versorgung für Straftätern an, die sich mit psychiatrischen Problemen befassen und fungiert als Verbindungsmann zu Strafverfolgungs- und Justizsystemen. In einem klinischen Kontext mit primären schweren psychischen Erkrankungen, beispielsweise in einer forensischen Psychiatrie, in der zusätzliche Dritte (z. B. Rechtssysteme und Strafverfolgungsbehörden) beteiligt sind, vervielfachen sich diese Bedenken und erhöhen sogar die Herausforderungen für die forensischen Psychiatriepatienten. Studien haben eine signifikante statistische Relevanz der kausalen Zusammenhänge zwischen Drogenmissbrauch und Gewaltdelikten bestätigt. In Bezug auf die forensische Psychiatrie trägt die Komorbidität im Rahmen der klinischen Beurteilung und Beurteilung von Gewalttätern maßgeblich dazu bei, die psychiatrische Diagnose einer verminderten geistigen Leistungsfähigkeit oder Wahnsinnigkeit zum Zeitpunkt der Straftat zu stellen. Heutzutage liegt der Schwerpunkt forensischer psychiatrischer Behandlungsmöglichkeiten (stationär oder ambulant) auf der Behandlung von Gewalttätern mit psychiatrischer Komorbidität, was einen mehrstufigen, evidenzbasierten Ansatz für den Patienten erfordert. Die Wirksamkeit forensischer Behandlungsdienste scheint mit der individuellen Fallbearbeitung und dem Ansatz verbunden zu sein, die Elemente emotionaler Intelligenz in Fragen der Psychotherapie, Pharmakotherapie und Ergotherapie einschließt, um eine optimale Rehabilitation, Rückfallprävention und Stabilität im sozialen Bereich des Patienten in der Gemeinschaft zu erreichen.

Sharma und Kollegen (2015) führten eine Studie mit 202 Probanden durch, von denen 101 verurteilte Straftäter (bestehend aus Personen, die wegen verschiedener Verbrechen wie Mord, Vergewaltigung und Raub verurteilt wurden) mit 101 normalen Kontrollpersonen verglichen, die die Kriminalität unter dem Gesichtspunkt der emotionalen Intelligenz analysierten. Zusammenfassend kam Sharma (2015) zu dem Schluss, dass Straftäter deutlich niedrigere Werte in allen Bereichen der emotionalen Intelligenz erreichten, wie: interpersonales Bewusstsein, zwischenmenschliches Bewusstsein, interpersonelle Management, zwischenmenschliches Management und aufsummierter emotionaler Quotient im Vergleich zu ihren normalen Gegenstücken (Das amerikanischer Justizministerium 1993). Eine weitere Studie von A.M. Megreya (2015) analysierte erwachsene männliche Gewalttäter, die wegen Diebstahls, Drogenhandels oder Mordes verurteilt wurden, sowie 100 Nichttäter und führte das Bar-On Emotional Quotient Inventory (EQ-i) durch. Es kam letztlich zu starken Defiziten der emotionalen Intelligenz bei Straftätern und stellte fest, dass diese Beeinträchtigungen bei Straftätern mit gewalttätigen Tendenzen schwerwiegender sind (Sharma et al. 2015).

Eine von Lawrence Greenfeld aus der amerikanischen Amtsstatistik (2001) entwickelte wissenschaftliche Stichprobe, von 711.000 inhaftierten Straftätern hat gezeigt, dass 94 % der Staatsgefangenen in der Vergangenheit entweder ein oder mehrere Gewaltverbrechen begangen hatten, (62 %) oder mehr als einmal verurteilt wurden für gewaltfreie Verbrechen (32 %). D. Coker (2021), der in einer der neuesten Untersuchungen den Zusammenhang zwischen den nicht kognitiven Wesensmerkmale wie Mut, akademisches Selbstkonzept, psychische Gesundheit und Selbstwertgefühl, akademische Leistung sowie Englisch- und Mathematiknoten untersucht. Diese Studie entstand als multiple Regressionsanalyse der Archivunterlagen von Studierenden in Kurzzeit-Jugendstrafanstalten für erstmals inhaftierte jugendliche Straftäter im Alter zwischen 10 und 18 Jahren. Seine Ergebnisse zeigten drei Prädiktorvariablen: – verbale Fähigkeiten, soziales

Selbstwertgefühl und prosoziale Fähigkeiten – waren statistisch signifikant und beeinflussten die schulischen Leistungen, gemessen an den Noten. D. Cokers Hypothese (2021) stellte fest, dass jugendliche Straftäter als Erwachsene schlechtere Ergebnisse erzielen, was zu höheren Drogenmissbrauchsraten, schlechten Hauptschulabschlussnoten und geringeren Chancen auf eine Beschäftigung im Erwachsenenalter führt. Ein wesentlicher Teil der Interaktion zwischen einem forensischen Psychiater und einem Patienten ist die psychiatrische Befragung. In diesem Fall ist die Fähigkeit, die Erzählung des forensisch-psychiatrischen Patienten kritisch, aber gleichzeitig objektiv zu übersetzen, um seine Bedürfnisse effektiv zu verstehen und schlüssig eine klinische Formel zu entwickeln. Die individuelle Integration und Übersetzung der subjektiven Erfahrung eines Individuums mit allen verfügbaren Daten, medizinischen, verhaltensbezogenen, neurophysiologischen und bekannten psychologischen Prinzipien hilft Kliniken, das Verhalten eines Patienten besser zu verstehen. Straftäter scheinen bei einer Vielzahl therapeutischer Interventionsarten in der Lage gewesen zu sein, Abschnitte aus einzelnen Lektionen zu extrahieren und in ihren letzten Schritten des Rehabilitationsprozesses oft ein geschärftes Bewusstsein und bessere emotionale Fähigkeiten zu präsentieren. Als ihnen die Möglichkeit zur Wiedereingliederung geboten wurde (z. B. um eine Arbeit aufzunehmen oder während einer Bewährungszeit in ihrem eigenen häuslichen Umfeld zu leben), stellten sich die Straftäter überwiegend den Herausforderungen und bewiesen, dass sie ihre Motivation aufrechterhielten, indem sie konsequent, prosoziale Tendenzen zeigten.

Dennoch ist es aus forensisch-psychiatrischer Sicht wichtig, das Wort „ausstellen" hervorzuheben. Es wurde oft von den Straftätern selbst erklärt, dass sie teilweise gelernt haben, was die Gesellschaft von ihnen erwartet und dass sie daher ein Maß an Anpassungsfähigkeit an den Tag legen. Das führt häufig dazu, Fassaden aufzustellen, die sie dann über die erwartete Zeitspanne hinweg tragen. Aufgrund dieser Vorgehensweise verhalten sie sich dann positiv, was ihnen hilft, ihr Ziel zu erreichen, das häufig darin besteht, aufgrund ihrer positiven Entwicklung auf Bewährung zu gehen oder automatisch aus dem Justizsystem entlassen zu werden. Wenn sie diesen Ansatz verfolgen, wird der therapeutische Prozess regelmäßig erschwert, was zu Vertrauens- und Kommunikationsproblemen zwischen dem an der Therapie beteiligten Team führt, da langfristig inkonsistente Verhaltensmerkmale die vorgeschlagene Verhaltensfassade in verschiedenen Arten zwischenmenschlicher Beziehungen aufrechtzuerhalten erschwert. Die Gründe für das verschwiegene Verhalten des Patienten in dieser besonderen Umgebung werden überspielt bzw. Unterdrückt und können zu Hintergedanken führen (Matsumoto et al. 2016). Begnadigung aufgrund der schweren psychischen

Erkrankung, die die Fähigkeiten des Klinikers untergräbt durch Praktiken der Verzerrung, mit dem Ziel der Manipulation (Cox 1994), sogar um möglicherweise das Lebens eines Mitarbeiters im Gesundheitswesen zu beeinträchtigen. Lerman (2020) hat in Bezug auf den medizinischen Bereich festgestellt, dass fast jeder einen Arzt im Gesundheitswesen belogen oder ihm Wissen vorenthalten hat. Da klinische Interviews Teil menschlicher Beziehungen sind, können in diesen Szenarien möglicherweise unweigerlich „Sorgen wegen Stigmatisierung, Scham und Angst" vor der Diagnose einer psychischen Erkrankung auftreten.

Es ist bereits bekannt, dass das Niveau der emotionalen Intelligenz in direktem Verhältnis zum Grad der Aggressivität steht, was bedeutet, dass Personen mit einem niedrigeren EI-Niveau über weniger Ressourcen und Fähigkeiten verfügen, um mit sich selbst und zwischenmenschlichen Beziehungen umzugehen. Außerdem sind sie anfälliger für die Anwendung körperlicher Gewalt, während Personen mit einem höheren EI-Niveau weniger Ressourcen und Fähigkeiten haben, um mit sich selbst und zwischenmenschlichen Beziehungen umzugehen. Sie zeigen eine bessere Anpassungsfähigkeit an soziale Normen und ein angemessenes Selbstbewusstsein und sind selten aggressiv. Basierend auf den vier Säulen der emotionalen Intelligenz wäre es dann möglich, die individuellen Bedürfnisse weiter zu bestimmen, wenn sich die Strafvollzugssysteme bei der Einrichtung eines individuellen Rehabilitationsprogramms, das auf die Verkürzung der Haftstrafen oder die Manipulation der Ergebnisse konzentriert, auf die Säulen der emotionalen Intelligenz konzentrieren würden.

Aufgrund intensiver, vielschichtiger, aber auch individueller therapeutischer Interventionsformen finden Straftäter in vielen Fällen mindestens ein Angebot, das ihnen gefällt und eine weitere Fokussierung mit positiven Verstärkungen bietet. Es gelingt ihnen dann ihren psychischen Gesundheitszustand zumindest in einem kontrollierten Umfeld schnell zu stabilisieren.

Mit der Hauptabsicht, die emotionale Ebene und das Bewusstsein des Täters zu steigern und mit dem Ziel, Institutionen und ihren Rehabilitationsprozessen die Notwendigkeit hoher Erfolgsquoten zu bieten, muss ein allgemeiner Konsens gefunden werden, sowohl innerhalb der traditionellen Gefängnissysteme, als auch der forensisch-psychiatrischen Einrichtungen. Es könnte in Betracht gezogen werden, wie Megreya (2015) bereits vorgeschlagen hat, einschließlich Trainings zur emotionalen Intelligenz, speziell für Gewalttäter:

1. **Emotionserkennung:** die Fähigkeit, Emotionen anhand der nonverbalen Ausdrücke anderer Menschen, die durch Gesicht, Stimme oder Körper vermittelt werden, genau zu erkennen.

2. **Emotionsverständnis:** die Fähigkeit, die Qualitäten, Ursachen und Folgen der eigenen Emotionen und der Emotionen anderer zu verstehen.
3. **Emotionsmanagement:** die Fähigkeit, die (normalerweise negativen) Emotionen anderer Menschen durch Verhaltensstrategien effektiv zu regulieren.
4. **Emotionsregulation:** die Fähigkeit, positive affektive Zustände zu erzeugen und aufrechtzuerhalten und negative affektive Zustände in sich selbst zu reduzieren.

Die Darstellung emotionaler Intelligenzaspekte weiblicher gewaltfreier Straftäterinnen (nach erfolgter Verurteilung), aus meiner persönlichen klinischen Erfahrung in einer forensisch-psychiatrischen Einrichtung mit Schwerpunkt Rehabilitationstherapie, stand eher im Widerspruch zu den oben genannten Erkenntnissen. Bei der Analyse der Erfolgsquote des Täters in Bezug auf Therapie, Rückfall und positive Verhaltensänderungen über einen Zeitraum von zwei Jahren fiel mir auf, dass in den meisten Fällen ein erhöhter Zustand der emotionalen Intelligenz erreicht wurde.

Sämtliche Forschungen und das Fehlen einer Bibliographie nach der Ausrufung der als Gewalt bezeichneten Epidemie deuten bis heute darauf hin, dass die Trainingsmethoden für emotionale Intelligenz, die Gefängnissysteme und forensische Psychiatrie-Straftäter anbieten, nicht umgesetzt werden können. Auch wenn der Bedarf erkannt wurde, ist es ratsam, die Schwachstellen zu berücksichtigen, die diese Art von Wissen zusätzlich für das System mit sich bringen könnte. Schwachstellen, die im Falle einer veränderten Denkweise und veränderten Einsichten des Täters jedoch gleichzeitig das Justizsystem und seine Nebeninstitutionen schwächen oder sogar untergraben könnten.

Nach der Inhaftierung

Zwischen 1980 und 1994 verdreifachte sich die Zahl der Gefängnisinsassen in den Vereinigten Staaten von 319.598 auf 999.808 und im gleichen Zeitraum stieg die Zahl der verurteilten Straftäter, die auf Bewährung entlassen wurden, von 1,3 Mio. auf über 3,6 Mio. Rechnet man die in örtlichen Gefängnissen hinzu, kamen auf drei Inhaftierte sieben verurteilte Straftäter, die ohne oder mit geringer Aufsicht auf der Straße saßen. Allein im Jahr 1991 waren es rund 45 % der Staatsgefangenen Inhaftierten, die sich im Moment ihrer jüngsten Straftaten auf Bewährung befanden. Unter Aufsicht in der Gemeinschaft haben diese Gefangenen mindestens 218.000 Gewaltverbrechen begangen, darunter 13.200 Morde und 11.600 Vergewaltigungen (mehr als die Hälfte der Vergewaltigungen an Kindern) (Waleed 2017). Aufgrund dieser Fakten lässt sich der Schluss ziehen, dass allein die Inhaftierung weder einen Lernprozess darstellt, noch ein Weg zur Gewaltlosigkeit führt. Im Gegensatz dazu wird die Betonung der Rückfälligkeit krimineller Tendenzen hervorgehoben.

Wenn Straftätern eine Motivation und individuelle Trainingsmethoden angeboten werden, weisen sie im Allgemeinen eine Lernkurve auf, die zu weniger Begehung krimineller Handlungen führt.

C.A. Waleed (2017) analysierte in seiner ersten Forschung, die sich mit Komponenten der emotionalen Intelligenz befasste, sechs ehemalige männliche Gefangene des Staates New York und ihren kriminellen Widerstand nach der Haft, sowie ihre individuellen Erfahrungen bei der Entwicklung emotionaler Intelligenzkompetenzen und wie diese Fähigkeiten zu ihren Entscheidungen nach der Entlassung beitrug weiteres kriminelles Verhalten zu unterlassen (Dilulio 1996). Diese Straftäter verbrachten durchschnittlich 7,5 Jahre in einem Staatsgefängnis in New York und lebten durchschnittlich 3,6 Jahre außerhalb des Gefängnisses

O. Gudana und S. Stamborski, *Generationenübergreifende Analyse von Straftätern und die Rolle der emotionalen Intelligenz im Strafjustizsystem*, essentials, https://doi.org/10.1007/978-3-662-68305-7_10

in der Gemeinschaft, ohne erneut eine Straftat zu begehen. Ehemalige Straftäter zeigten, dass der interne Prozess der Selbstreflexion das Niveau der Selbstwahrnehmung steigerte. Ebenso wurden die Entscheidungen der Studienteilnehmer, kriminelles Verhalten zu stoppen, auch durch externe Faktoren motiviert, darunter prosoziale Beziehungen, etwa zu Familienmitgliedern und Freunden sowie die Beschäftigung.

Im Kontext der forensischen Psychiatrie haben Straftäter bei einer zusätzlichen Ausbildung tatsächlich Elemente extrahiert, die sie subjektiv für notwendig hielten und sie dann gegen das System (mit der Absicht, die Ergebnisse der Justiz zu manipulieren) oder in ihrem besten persönlichen Interesse eingesetzt. Bei der Interpretation der zuvor dargelegten Forschung, die sich hauptsächlich auf im Gefängnis inhaftierte gewalttätige Männer konzentrierte und meiner subjektiven klinischen Erfahrung, die auf weiblichen sowohl gewalttätigen als auch nicht gewalttätigen Straftätern in Rehabilitationsprozessen in einem forensischen psychiatrischen Umfeld basierte, wird deutlich, dass sich von Anfang an, bei beiden unterschiedlichen Untergruppen, niedrigere emotionale Intelligenzquotienten zeigten.

Diese Erkenntnisse und die derzeit fehlende Bibliographie zum Thema emotionale Intelligenz im Strafjustizsystem, führten zu folgender Feststellung:

1. die Notwendigkeit der Analyse verschiedener Untergruppen von Straftätern unter dem Aspekt der emotionalen Intelligenz
2. das Defizit der Umsetzungspolitik von Emotional-Intelligence-Trainings (obwohl ein klarer Bedarf wissenschaftlich festgestellt wurde)
3. die Notwendigkeit, das Niveau der emotionalen Intelligenz vor und nach dem Training zu quantifizieren.
4. Schwachstellen, die es sowohl gewalttätigen als auch gewaltfreien Straftätern ermöglichen, ihre emotionalen Intelligenzfähigkeiten zu verbessern, um Rückfälle (böswillige Absicht) zu vermeiden und/oder die eigene Weiterentwicklung zu fördern.

Wenn man zum Ausdruck bringt, dass die Inhaftierung lediglich darauf abzielt, Straftäter zu bestrafen und keine ausreichenden Möglichkeiten zur Selbstentfaltung zu bieten (wie im Fall von Einrichtungen der forensischen Psychiatrie), ist es ziemlich schwierig, nicht zu fragen, welche Art von Unterstützung bei der persönlichen Weiterentwicklung das Gefängnissystem denjenigen bietet, die dazu bereit sind, sich zu bessern. Die Analyse ergab, dass die Ergebnisse nach der Haft weitgehend von den Entscheidungen der gegenwärtigen und ehemals inhaftierten Personen beeinflusst werden. Die obige Studie von C.A. Waleed (2017) fand außerdem heraus, dass Denk- und Verhaltensgewohnheiten konditioniert oder neu konditioniert werden können, indem man bewusst auf die Auswirkungen und den Einfluss der eigenen Emotionen, auf die eigenen Denk- und Verhaltensergebnisse achtet. Darüber hinaus dienten starke prosoziale Beziehungen zu Familienmitgliedern und Freunden sowie eine stabile Beschäftigung als soziale Kontrolle, die den kriminellen Widerstand unterstützte. Zusammenfassend konnten die genannten Ergebnisse einen direkten Zusammenhang zwischen dem Mangel an emotionaler Intelligenz des Täters und dem Grad an Aggressivität und krimineller Aktivität nachweisen.

Unter einem anderen Gesichtspunkt, könnten die aktuell verfügbaren Daten daraufhin überprüft werden, ob die alleinige Inhaftierung, ohne den Tätern individuelle und personalisierte Therapieoptionen anzubieten, die prosozialen Fähigkeiten des Straftäters verbesserte und ob sie im Längsschnitt dazu beitrug, eine erneute Inhaftierung zu vermeiden.

Es wäre sicherlich nicht nur für inhaftierte Straftäter von Vorteil, ähnliche Bildungsangebote mit den Schwerpunkten Wutbewältigung, Training sozialer Kompetenzen und psychoedukative Gruppenaktivitäten zu bieten um einige Komponenten von Straftaten zu reduzieren (Megreya 2015). Dieser zusätzliche Beitrag, der nach der Inhaftierung zur Stabilisierung der kriminellen Tendenzen von Straftätern geleistet wird, würde nicht nur diesen zugutekommen, sondern auch zur Durchsetzung des Justizsystems beitragen und möglicherweise das Sicherheitsniveau innerhalb der Institutionen erhöhen und der allgemeinen Gesellschaft einen zusätzlichen Schutz bieten.

Schlussfolgerungen und Empfehlungen

Die Betrachtung der Ebenen der emotionalen Intelligenz – vom emotionalen Analphabetismus bis hin zur emotionalen Beherrschung – der menschlichen Bevölkerung, kann uns zweifellos wichtige wissenschaftliche Erkenntnisse liefern, doch bei einer Analyse aus allgemeiner Sicht, kann emotionale Intelligenz auch überflüssig sein. Es ist sicherlich von Vorteil, solche Fähigkeiten zu beherrschen, aber es ist kein entscheidender Faktor, ob jemand ein guter Mensch wird oder nicht und es kann auch nicht zweifelsfrei darüber entschieden werden, ob jemand kriminelle Tendenzen entwickelt oder nicht.

Eine eingehende Analyse verschiedener psychosozialer Aspekte der emotionalen Intelligenz zeigt gegensätzliche Aussagen in verschiedenen Arbeitsbereichen. Beispielsweise in der Finanzbranche und denjenigen, die in diesem Bereich arbeiten, wie Finanzplanern, Finanzanalysten, Portfoliomanagern und quantitativen Analytikern wird seit Jahrzehnten erwartet, dass sie ein gewisses Maß an „kaltem" Geisteszustand aufweisen und strukturiert sind. Ein ausgeprägtes Maß an analytischen Fähigkeiten und scharfsinniges Denken, sowie eine veraltete Erwartung in dieser sogenannten Männerwelt ist es, „alle Gefühle und Emotionen auszuschalten", um erfolgreich zu sein. In den Medien werden die oben genannten Personen aus der Finanzbranche regelmäßig als Männer mittleren Alters dargestellt, meist alleinstehend, in Anzügen, eher introvertierte Menschen, geradlinig, mit erhöhter Neugier für Zahlen oder analytischen Fähigkeiten und eher auf ein bestimmtes Thema fokussiert. Zwischenmenschliche Verbindungen werden oft als nicht relevant gesehen. Oftmals liegt es nicht daran, dass sie nicht über die Merkmale der emotionalen Intelligenz verfügen, sondern dass sie diese überhaupt nicht haben müssen. Tatsache ist, dass ein mitfühlendes und einfühlsames Verständnis es ihnen leichter macht, die Bedürfnisse der Benutzer zu ermitteln

O. Gudana und S. Stamborski, *Generationenübergreifende Analyse von Straftätern und die Rolle der emotionalen Intelligenz im Strafjustizsystem*, essentials, https://doi.org/10.1007/978-3-662-68305-7_11

und vorherzusagen und dass die kalten Rohdaten aus einer anderen Perspektive betrachtet, aussagekräftiger werden. Empathie und Mitgefühl bringen für diese Branche nicht nur gewinnbringende Gewinne, sondern helfen dieser Untergruppe von Mitarbeitern auch, sich besser zu vernetzen und ein höheres zwischenmenschliches Vertrauen zu ermöglichen, was auch für Kunden ein zentraler Aspekt bei der Entscheidung ist, wo sie ihr Vermögen anlegen.

Die Charakterisierung der globalen Bedeutung emotionaler Intelligenzmerkmale am Arbeitsplatz wurden ausführlich diskutiert und in einigen Bereichen (z. B. Gesundheitswesen) hoch anerkannt (M. Moudatsou et al. 2020). In manchen Arbeitsumgebungen, beispielsweise im Finanzsektor, wird fehlgeleitetes Einfühlungsvermögen bis heute oft als übersehene Soft-Skill oder vielmehr als „Schwäche" gesehen (Holt und John 2012).

Einige Führungstheorien haben jedoch gezeigt, dass Empathie – eine Säule der emotionalen Intelligenz- eine wichtige Fähigkeit ist, die es zu nutzen gilt, damit Manager ihren Anhängern oder Mitarbeitern zeigen können, dass ihnen ihre Bedürfnisse und Erfolge am Herzen liegen (Bass 1993). Authentische Führungskräfte müssen auch über Empathie verfügen, um auf andere aufmerksam zu werden (Walumbwa et al. 2008).

Die ausschließliche Analyse der Strafjustizsysteme durch die Sicht der emotionalen Intelligenz ergab, dass die Fähigkeit selbst nicht die Lösung ist, obwohl sie teilweise für die allgemeine Lebensqualität eines Einzelnen von Vorteil sein kann, aber Umsetzungsrichtlinien beeinflussen kann. Wenn das Ziel verfolgt wird, den Anteil der Gewalttaten zu senken, dann Bedenke, die Arbeit der großen Gesundheitsorganisationen könnte zu einer präventiven Methode im Hinblick auf die endemische Gewalt führen.

Die Rolle der emotionalen Intelligenz (obwohl sie schon seit Tausenden von Jahren existiert) und ihre Quantifizierungsmodelle auf der Grundlage des Bar-On-Modells (das erst vor 30 Jahren zum Mainstream wurde) bei Straftätern vor und nach der Verurteilung wurden nur analysiert und kaum erforscht, sodass es zahlreiche Datenlücken gibt.

In den letzten 40 Jahren wurden die meisten Experimente zur Prävention von aggressivem und/oder asozialem Verhalten leider nur bei Männern im Vorschul- und Jugendalter durchgeführt und der Großteil das Mittel zur Prävention von asozialem Verhalten floss eher in Interventionen im Jugendalter als in Vorschulalter (Donnelly und Ward 2015; Farrell und Vulin-Reynolds 2007; Vitaro und Tremblay 2017). Tremblay führte eine intensive präventive Belastungserprobung mit aggressiven Jungen im Kindergartenalter durch, um zu sehen, ob wir in der Grundschule die schwerwiegenden körperlichen Aggressionsprobleme der stärkeren und größeren Kategorien verhindern können.

Das Experiment ergab, dass im Alter zwischen 7 und 9 Jahren die Zahl der Jungen, die im Kindergartenalter aggressiv waren, zurückgegangen waren und dass die Häufigkeit körperlicher Übergriffe und Diebstähle zwischen 11 und 17 Jahren lagen (Lacourse et al. 2002) und die Häufigkeit des Substanzkonsums im Alter zwischen 14 und 17 Jahren (Castellanos-Ryan et al. 2013; Tremblay et al. 1996). Die Nachuntersuchung der Jungen, als sie das 24. Lebensjahr erreichten, zeigte, dass intensive präventive Interventionen die Quote der Schulabschlüsse deutlich steigerten und die Zahl der Straftaten sank.

Es ist wichtig zu erwähnen, dass die meisten Ressourcen für Prophylaxe in der Grundschule für ältere Kinder angewendet und Babys oder Kinder im frühen Schulalter gar nicht untersucht wurden. Wissen, dass aggressives Verhalten in den ersten 24 Lebensmonaten auftritt und mit 11–12 Jahren tendenziell zunimmt, sind diese ungünstigen Entwicklungsauffälligkeiten somit ab einem Lebensjahr erkennbar und können dazu dienen, frühzeitig mit der Umsetzung von Präventionsmaßnahmen zu beginnen und so eine emotional intelligente Generation weiterzuentwickeln.

Die generationsübergreifende Forschung legt nahe, dass eine frühzeitige Prävention bei ungünstigen Konstellationen bereits während der Schwangerschaft der Mutter oder besser noch vor der Schwangerschaft in Form der Auswahl des Partners beginnen und dann jede Generation noch ein wenig stärken sollte. Die Ermöglichung einer solchen lebenslangen biopsychosozialen Unterstützung des Aufstands würde letztendlich zu einer affektiv stabilen Gesellschaft mit einer gesünderen und gebildeten Bevölkerung führen. Darüber hinaus würde dies im optimalen Fall dazu führen, dass weniger Einsätze Dritter (medizinisch, psychologisch, sozial, rechtlich und finanziell) erforderlich wären. In manchen Fällen kann dies eine wichtige Präventionsstrategie sein, die es der Mutter ermöglicht ohne einen asozialen Partner zu leben.

Im Kontext der globalen Systeme der Gefängnisse zeigten Untersuchungen, dass Straftäter mit niedrigen Werten für den emotionalen Intelligenzquotienten überwiegend gewalttätiger waren und wiederkehrende kriminelle Verhaltensmerkmale aufwiesen. Da diese Merkmale frühzeitig auftreten, können sie rechtzeitig identifiziert werden, wenn ein globaler Konsens unter strengen Überlegungen verfügbar wäre und zusätzliche rechtliche Richtlinien angeboten würden. Verschiedene Verhaltensfragebögen und/oder Verhaltensprofilierungselemente, die in Kindergärten und Schulen eingesetzt werden, könnten unglückliche kriminelle Folgen verringern. Zusätzlich zu wissenschaftlichen Methoden könnten weitere präventive Strategien, wie imaginäre, frühe Genkartierung oder Kontrollen des Hormonstatus vorgeschlagen werden, die im Rahmen regelmäßiger Gesundheitsuntersuchungen eingesetzt werden und um Personen mit fortgeschritteneren

Pathologien (hinsichtlich chronischer Erkrankungen) herauszufiltern. Auch wenn
die Ergebnisse zu enormen Erkenntnissen führen könnten, müssen vor der Umsetzung der oben genannten medizinischen Untersuchungen ethische, finanzielle,
logistische, psychologische, physiologische und personelle Aspekte berücksichtigt werden.

Andere Filterverfahren, die bei der Identifizierung aggressiver Merkmale helfen und zur Schlussfolgerung in Schulen, Kindergärten und pränatalen Gesund-
heitseinrichtungen zur Verfügung gestellt werden, könnten weiterhelfen, indem
sie Behandlungen und Schulungen (z. B. Wutbewältigung, Training sozialer
Kompetenzen) anbieten, die bestehende Präventionsmethoden animieren.

Eine erweiterte Agenda aktueller gynäkologischer Leistungen mit zusätzli-
cher Fokussierung auf pädagogische Elemente zu den Bedürfnissen von Mutter
und Kind, einschließlich möglicher Komplikationen und sozialer Konflikte mit
psychosozialer Schulung, wäre auf langer Sicht unbestreitbar eine sinnvolle Nutzung der verfügbaren Ressourcen und ein Vorteil bei der Entwicklung bzw.
Minimierung der körperlichen Gewalt.

Glücklicherweise ermöglicht unsere sich schnell entwickelnde Kultur dieses
Jahrhunderts ein gewisses Maß an Flexibilität und zeigt eine Aufgeschlossenheit
bei der Kombination emotionaler Intelligenz in verschiedenen Arbeitsbereichen.
Aufgrund der gegenwärtigen Nachgiebigkeit der Menschen in diesem Jahrhundert gegenüber der schnellen Entwicklung (z. B. der Digitalisierung) und dem
Wunsch, den Status quo zu durchbrechen, ist es für uns auch möglich, (einige)
neue gesellschaftliche Normen leichter zu akzeptieren und die alten hinter uns
zu lassen. Die Wissensbasis und der sofortige Informationsfluss, der derzeit
jedem Einzelnen in jedem Winkel der Welt und an der Spitze unseres Finger-
abdrucks über unsere Smartphones angeboten wird, machen neue Richtlinien, es
überzeugender und einfacher umzusetzen.

Auch wenn das Strafrechtssystem, die Gefängnisse und die forensische Psychiatrie über einen langjährigen Ruf und eine funktionierende Methode verfügen,
die auf hundertjähriger Erfahrung basieren, gibt es einige neue Trends die bei der
Behandlung berücksichtigt werden können um die weltweit erhöhte Gewaltquoten
zu sinken.

Die Quantifizierung des emotionalen Intelligenzquotienten bestehender Straftäter (mit Analyse verschiedener Untergruppen), könnte uns sicherlich bestimmte
Erkenntnisse liefern, aber der gesamte Datensatz selbst wird im Anwendungsfall
der Schulung, emotionaler Intelligenz und im Umgang zu Patienten möglicherweise nicht mit viel tatsächlichem Wissen dienen. Eine quantifizierbare
Bestimmung des Niveaus der emotionalen Intelligenz vor und nach dem Training,

würde jedoch mit Sicherheit Aufschluss darüber geben, ob und wie die Trainingsmethoden erfolgreich sind. Zusätzliche, langfristige und generationsübergreifende quantitative Daten des Straftätersegments würden darüber hinaus Aufschluss über die Tendenzen der emotionalen Intelligenz und die Erfolgsquote ihrer Umsetzung auf globaler Ebene im Hinblick auf Rückfällen und Gewalt geben.

Wenn man bedenkt, dass Schulungen zur emotionalen Intelligenz, Mitarbeitern dieser Institutionen angeboten werden, in denen Straftätern eingeliefert oder inhaftiert werden, würde es zu einer Stärkung des Selbstwertgefühls und der Verstärkung der zwischenmenschlichen Bindungen führen. Außerdem würde es direkt zu einem attraktiven Arbeitsumfeld führen, wo die Sicherheit und die Bedürfnisse der Arbeitnehmer berücksichtigt werden.

Bei der Analyse möglicher Schwachstellen bei der Stärkung der emotionalen Intelligenz von inhaftierten Straftätern im Strafjustizsystem scheint sich diese soziale Fähigkeit als zweischneidiges Schwert zu erweisen. Einerseits bietet es Chancen für den Einzelnen (wie die oben genannten Studien gezeigt haben) und andererseits kann die Stärkung sozialer Kompetenzen – wenn sie im Rahmen des Rehabilitationsprozesses und mit vorsätzlichen Absichten eingesetzt wird – dazu führen, dass hinderliche Verhaltensweisen gegen das System selbst eingesetzt werden, das die Ausbildung überhaupt angeboten hat. Wie wir wissen, eignet sich der Mensch Wissen durch Erfahrung an, entweder direkt oder von anderen geteilt. Bei Straftätern, die eine lange oder sogar lebenslange Freiheitsstrafe erhalten, verbunden mit manipulativen Verhaltenstendenzen und daraus resultierender mangelnder Zielstrebigkeit, kann dies sogar unheilvolle Folgen haben. Beispielsweise lernt ein äußerst gewalttätiger Inhaftierter, nach einer Schulung, seinen emotionalen Zustand effektiv zu verbergen oder zu kontrollieren, indem er auf eine Gelegenheit wartet, indem er die Chance nutzt, einen Sicherheitsbeamten zu entwaffnen und ihn zu töten. Leider haben die aktuellen Ereignisse in einem deutschen Gefängnis gezeigt, dass oft ein eher chamäleonartiger Verhaltenszustand, erhöhtes Wissen gepaart mit Geduld um zu lernen wie eine Person tickt, tödliche Handlungen zur Folge gehabt –

In den meisten Fällen erwiesen sich die Ergebnisse der Ausbildung in den forensisch-psychiatrischen Einrichtungen, die mit Frauen arbeiten, auf der Grundlage persönlicher klinischer Erfahrungen, jedoch als positiv. Patienten neigen dazu, das Wissen zu assimilieren und profitieren in der Regel dadurch, dass sie einen Sinn für ihr Leben lernen. Nach der Entlassung greifen sie jedoch wieder auf ihr destruktives kriminelles Verhaltensmuster zurück. Da sie emotional defizitär sind, ständige Unterstützung benötigen und über alte soziale Strukturen stolpern, ohne die Zeit zu haben, ihr Wissen zu festigen und neue Verhaltensweisen auszuprobieren und weil ihnen oft die Zeit fehlt (bei kurzen Haftstrafen), landen sie schnell wieder im System. Auch hier wird das Wort „Ausstellen" hervorgehoben, da die Absicht für Manipulation oft vom tatsächlichen Grund oder Motivation abweicht.

Es kann nicht darauf hingewiesen werden, dass das System fehlerhaft ist, was zu höheren Rückfallquoten führt, aber es eröffnet die Möglichkeit, individualisierte Strafen zu berücksichtigen. Beispielsweise sollten ähnliche Strafen nicht auf eine bestimmte Zeitspanne (2 Jahre) verkürzt werden, sondern es sollten auch andere Faktoren berücksichtigt werden, wenn über die Höhe der Strafe nachgedacht wird. Faktoren wie Herkunft, Gesundheits- und Sozialstatus, Finanzen, Bildungsniveau, externes Unterstützungssystem, Elternstatus und zukünftige Arbeitsmöglichkeiten könnten analysiert werden, bevor eine Verurteilung erfolgt. Oftmals werden diese Überlegungen im Nachhinein behandelt und bilden derzeit das Rückgrat des Gefängnisses und der forensischen Psychiatrie. Umsetzungsstrategien für emotionale Intelligenz innerhalb des Strafjustizsystems erfordern möglicherweise die enge Zusammenarbeit mehrerer Parteien, einschließlich des Justizsystems, der Gesundheitsinfrastruktur, von Schulungseinrichtungen für emotionale Intelligenz und letztlich nicht eine finanzielle Freigabe unter Berücksichtigung der Kosten solcher Maßnahmen, sofern solche eingeführt werden.

Zu wissen, dass Prävention der Schlüssel zur Bewältigung ist, die Förderung der Gesundheit und des Wohlbefindens unserer Gemeinschaft, die Prävention von Drogenmissbrauch, Sucht, Gewalt und anderen damit verbundenen Problemen, weltweit ausgedrückt, sollte nicht die Frage sein, „ob" wir solche Richtlinien umsetzen, sondern eher „wann" die Revolution vom System stattfinden wird. Mehrere globale Organisationen, die sich mit der Bekämpfung der „gewalttätigen Endemie" befassen, machen bereits Fortschritte bei der Entwicklung internationaler Richtlinien zur Bekämpfung der Krankheit des Jahrhunderts. Dennoch könnte eine umfassendere, 360-Grad-Analyse der beteiligten Parteien im Umgang mit den Einzelpersonen selbst eine Lösung sein. Anstatt sich auf das Gesamtbild zu konzentrieren, könnte man näher heranzoomen und individuell auf die direkte Ursache der Quelle eingehen. Anstatt den Weg des geringsten Widerstands zu gehen und wegzuschauen, könnten wir als Einzelpersonen beginnen, kleine Veränderungen vorzunehmen, die zu großen Sprüngen führen können. Auf unsere Art und Weise der Gesellschaft zu dienen, können wir mit der Umsetzung beginnen, indem wir die Bedürfnisse identifizieren und dann diese biopsychosozialen Lücken schließen, sofern unsere eigenen Reserven dies zulassen.

Der eine könnte mit gutem Beispiel vorangehen und das eigene Bildungsniveau verbessern, während andere sich der bestehenden gesellschaftlichen Probleme stärker bewusst werden könnten. Andere können dann innerhalb ihrer eigenen Positionen einen Unterschied machen, indem sie für die allgemeine Sache kämpfen und gemeinsam eine emotional-intellektuelle Gesellschaft aufbauen die direkte Auswirkungen auf das Leben jedes Einzelnen hat. In dieser Angelegenheit ist keine Hilfe zu klein und jeder Schritt vorwärts zählt im Umgang mit einer globalen Gewalt, die weltweit verbreitet ist.

Was Sie aus diesem *essential* mitnehmen können

- Evidenzbasierte Strategien zur weltweiten Gewaltprävention
- Prophylaktische und strukturelle Methoden zur Bekämpfung der Aggression
- Verständnis und Unterscheidung der Rehabilitationsprozesse traditioneller Gefängnissysteme und derjenigen, die bereits in forensischen psychiatrischen Einrichtungen implementiert sind
- Neu adaptierte Implementierungsmaßnahmen der emotionaler Intelligenz

© Der/die Herausgeber bzw. der/die Autor(en), exklusiv lizenziert an Springer-Verlag GmbH, DE, ein Teil von Springer Nature 2024
O. Gudana und S. Stamborski, *Generationenübergreifende Analyse von Straftätern und die Rolle der emotionalen Intelligenz im Strafjustizsystem*, essentials,
https://doi.org/10.1007/978-3-662-68305-7

Literatur

Salovey, Peter und John D. Mayer (1990). Emotionale Intelligenz. Vorstellungskraft, Erkenntnis und Persönlichkeit.*Sage Journals, Band* 9, nein. S. 185–211[Online] [Zugriff am 15. Juni 2022]. https://doi.org/10.2190/DUGG-P24E-52WK-6CDG

Kirsty Craig (2017). *Emotionale Intelligenz – Ein heißes Thema!* (16. Oktober 2017) Mittel [Online] [Zugriff am 1. Januar 2021] https://medium.com/@kirstycraiguk/emotional-int elligence-a-hot-topic-2260c58e1b6d

Rote Beratung.*Warum emotionale Intelligenz in einer technologiegestützten Welt von entscheidender Bedeutung ist.* [Online] [Zugriff am 4. Januar 2021] https://rojoconsultancy. com/blogs/why-emotional-intelligence-is-vital-in-a-tech-enabled-world

Ekta Vyas., Ph.D (2018),*Führen Sie evolutionäre Veränderungen mit emotionaler Intelligenz an.* Forbes Online (21. Mai 2018) [Online] [Zugriff am 1. Januar 2021] https://www.for bes.com/sites/forbeshumanresourcescouncil/2018/05/21/leading-evolutionary-change-with-emotional-intelligence/?sh=68b85cb9529b

Namit Ramesh (2019). *AEI: Künstliche „emotionale" Intelligenz.*Auf dem Weg zur Datenwissenschaft. [Online] [Zugriff am 4. Januar 2021] https://towardsdatascience.com/aei-artificial-emotional-intelligence-ea3667d8ece

Priyam Dhani, Dr. Tanu Sharma (2019). Emotionale Intelligenz; Geschichte, Modelle und Maßnahmen.*Internationale Zeitschrift für Wissenschaft, Technologie und Management,* Band Nr. 5, Ausgabe Nr. 7, 2016 [Online] [Zugriff am 1. Januar 2021] https://www.res earchgate.net/publication/305815636_EMOTIONAL_INTELLIGENCE_HISTORY_M ODELS_AND_MEASURES

O'Connor Peter, Hill Andrew, Kaya Maria, Martin Brett (2019). Die Messung emotionaler Intelligenz: Eine kritische Überprüfung der Literatur und Empfehlungen für Forscher und Praktiker.*Grenzen in der Psychologie,* 2019, Seite 1119[Online] [Zugriff am 4. Januar 2021] https://doi.org/10.3389/fpsyg.2019.01116/full

Estelle Codiere, David Codiere, (2015). Ein Modell für die Rolle der emotionalen Intelligenz bei der Patientensicherheit.*Asien-Pazifik-Zeitschrift für Onkologie-Pflege,*2(2), 112–117 [Online] [Zugriff am 4. Januar 2021] https://doi.org/10.4103/2347-5625.157594

Fredrick Muyia Nafukho und Machuma A. H. Muyia (2014). Emotionale Intelligenz und ihre entscheidende Rolle bei der Entwicklung von Humanressourcen.*Handbuch der Personalentwicklung,* Kapitel 37. Hoboken, New Jersey: John Wiley & Sons, Inc. (2014)

O. Gudana und S. Stamborski, *Generationenübergreifende Analyse von Straftätern und die Rolle der emotionalen Intelligenz im Strafjustizsystem,* essentials, https://doi.org/10.1007/978-3-662-68305-7

[Online] [Zugriff am 15. Juli 2022] http://prof.khuisf.ac.ir/images/uploaded_files/Han dbook%20of%20Human%20Resource%20Development%20-%20Neal%20E.%20C halofsky%20Tonette%20S.%20Rocco%20Michael%20Lane%20Morris%20Editors [6974777].PDF#page=681

Jennifer M. Georg (2000). Emotionen und Führung: Die Rolle der emotionalen Intelligenz."*Weise Tagebücher.* Human Relations, Bd. 53, Nr. 8, August 2000, S. 1027–1055 [Online] [Zugriff am 15. Juli 2022] http://hum.sagepub.com/cgi/content/abstract/53/8/1027

Sharma, NeeluOm Prakash, KS Sengar, Suprakash Chaudhury, Amool R. Singh (2015). Der Zusammenhang zwischen emotionaler Intelligenz und kriminellem Verhalten: Eine Studie unter verurteilten Kriminellen.*Zeitschrift für Industriepsychiatrie* Bd. 24, 1 (2015): 54–8 [Online] [Zugriff am 15. Juli 2022] https://doi.org/10.4103/0972-6748.160934

Kevin B. Oden, Monika Lohani, Marissa McCoy, James Crutchfield, Susan Rivers (2015). Einbettung emotionaler Intelligenz in militärische Ausbildungskontexte.*ScienceDirect über Elsevier.* [Online] [Zugriff am 4. Januar 2021] https://www.sciencedirect.com/science/article/pii/S2351978915009774

Carolyn Saarni (1999). Die Entwicklung emotionaler Kompetenz (2004).*Rezension der Canadian Academy of Child and Adolescent PsychiatryBd. 13,4 (2004): 121* [Online] [Zugriff am 1. Januar 2021] https://www.ncbi.nlm.nih.gov/pmc/articles/PMC2538713/

14. Daniel Goleman (2015).*Warum emotionale Intelligenz wichtig ist.* London: Bloomsbury Publishing

R. M. Todd, M. R. Ehlers, D. J. Muller, A. Robertson, D. J. Palombo, N. Freeman, B. Levine, A. K. Anderson (2015). Neurogenetische Variationen in der Verfügbarkeit von Noradrenalin verbessern die Wahrnehmungslebendigkeit.*Zeitschrift für Neurowissenschaften,* 2015; 35 (16) 6506. Universität von British Columbia. „Wie Ihr Gehirn auf emotionale Informationen reagiert, wird von Ihren Genen beeinflusst." ScienceDaily. ScienceDaily, 7. Mai 2015. https://www.sciencedaily.com/releases/2015/05/150507135919.htm:~:text= Summary%3A,activity%20in%20certain%20brain%20regions

Christopher P. Austin,Desoxyribonukleinsäure (DNA). *Nationales Humangenominstitut.* [Online] [Zugriff am 1. Januar 2021]https://www.genome.gov/genetics-glossary/Desoxy ribonucleic-Acid

Irene Lacal, Rosella Ventura (2018). Epigenetische Vererbung: Konzepte, Mechanismen und Perspektiven. *Grenzen der molekularen Neurowissenschaften.* 11:292. [Online] [Zugriff am 1. Januar 2021]https://www.frontiersin.org/articles/https://doi.org/10.3389/fnmol.2018.00292/full

Amrita Mohanty und Nanda Hiranmaya (2018). Emotionale Intelligenz und Jugendkriminalität: Ein Zusammenhang mit Kriminalität.*Indisches Journal für Forschung und Entwicklung im Bereich der öffentlichen Gesundheit 9 (2018): 93–97*[Online] [Zugriff am 7. August 2021]https://www.researchgate.net/publication/322983690_Emotional_Int elligence_and_Juvenile_Delinquency_A_Nexus_with_Crime

Michael R. McCart,Ashley J. Sheidow (2016). Evidenzbasierte psychosoziale Behandlungen für Jugendliche mit störendem Verhalten.*Journal of Clinical Child and Adolescent Psychology: die offizielle Zeitschrift der Society of Clinical Child and Adolescent Psychology, American Psychological Association,*Abteilung 53, 45(5), 529–563[Online] [Zugriff am 7. August 2022] https://doi.org/10.1080/15374416.2016.1146990

Bertram Christophe (2020), „Jean Jacques Rousseau", *Die Stanford Encyclopedia of Philosophy*(Winterausgabe 2020), Edward N. Zalta (Hrsg.[Online] [Zugriff am 7. August 2022] https://plato.stanford.edu/archives/win2020/entries/rousseau

Jean-Jacques Rousseau (1762). *Emile oder Bildung*. J. M. Dent

Paula Fenech (2018). *Die Beziehung zwischen emotionaler Intelligenz und kriminellem Verhalten: Perspektiven von Fachleuten im Strafjustizsystem*(Bachelorarbeit)[Online] [Zugriff am 12. August 2022] https://www.um.edu.mt/library/oar//handle/123456789/42472

Sharma Neelu, Prakash Om, Sengar K. S., Chaudhury Suprakash, Singh Amool R. (2015). Der Zusammenhang zwischen emotionaler Intelligenz und kriminellem Verhalten: Eine Studie unter verurteilten Kriminellen."*Zeitschrift für Industriepsychiatrie* Bd. 24,1 (2015): 54–8 [Online] [Zugriff am 14. August 2022] https://doi.org/10.4103/0972-6748.160934

Reuven Bar-On (2006). Das Bar-On-Modell der emotional-sozialen Intelligenz. *Psychothema*. 18 Zus. 13–25 https://www.researchgate.net/publication/6509274_The_Bar-On_Model_of_Emotional-Social_Intelligence/citation/download

Jeffrey W. Swanson,Charles E. Holzer III,Vijay K. Ganju, UndRobert Tsutomu Jono (2006). „Gewalt und psychiatrische Störungen in der Gemeinschaft: Beweise aus den Umfragen zum epidemiologischen Einzugsgebiet." *Krankenhaus- und Gemeindepsychiatrie* Bd. 41,7 (1990): 761–70[Online] [Zugriff am 15. Juli 2022]https://doi.org/10.1176/ps.41.7.761

Bruce G. Link, Howard Andrews, Francis T. Cullen (1992). Das gewalttätige und illegale Verhalten von Geisteskranken neu überdacht.*Amerikanische soziologische Rezension.* Flug. 57, Nr. 3, 1992, S. 275–92 [Online] [Zugriff am 18. Juli 2022] https://doi.org/10.2307/2096235

John Monahan (1992). Psychische Störung und gewalttätiges Verhalten: Wahrnehmungen und Beweise. *Amerikanischer Psychologe, 47*(4), 511–521.[Online] [Zugriff am 14. Juli 2022] https://doi.org/10.1037/0003-066X.47.4.511

Sheilagh Hodgins (2022). Bei weiblichen forensischen Patienten handelt es sich möglicherweise um eine atypische Untergruppe von Frauen, die aggressives und asoziales Verhalten zeigen.*Grenzen in der Psychiatrie*, Lautstärke*13* [Online] [Zugriff am 12. Juli 2022] https://doi.org/10.3389/fpsyt.2022.809901

Prof. Robert Hare. *Die Universität von British Columbia* https://psych.ubc.ca/profile/robert-hare/

Christian Keysers, Valeria Gazolla (2014). Dissoziation der Fähigkeit und Neigung zur Empathie.*Trend in den Kognitionswissenschaften*. Bd. 18, Ausgabe 4, S. 163–166, 1. April 2014 [Online] [Zugriff am 11. August 2022] https://doi.org/10.1016/j.tics.2013.12.011

Jeremy Coed,Nadji Kahtan,Simon Gault UndBrian Jarman (1999). Patienten mit Persönlichkeitsstörung werden in die forensische Psychiatrie aufgenommen.*Britisches Journal für Psychiatrie*. Cambridge University Press, 175(6), S. 528–536[Online] [Zugriff am 7. Juli 2022] https://doi.org/10.1192/bjp.175.6.528

Nationales Institut für Drogenmissbrauch (2020). DrugFacts zur Strafjustiz. *Nationales Institut für Drogenmissbrauch*, 1. Juni 2020[Online] [Zugriff am 18. Juni 2022] https://nida.nih.gov/publications/drugfacts/criminal-justice

Heather Sandstrom und Sandra Huerta (2013). Die negativen Auswirkungen von Instabilität auf die kindliche Entwicklung: Eine Forschungssynthese Diskussionspapier zu einkommensschwachen Familien mit geringem Einkommen 3.*Forschungstor* [Online] [Zugriff am 11. Juni 2022] https://www.researchgate.net/publication/260595654_The_Negative_Effects_of_Instability_on_Child_Development_A_Research_Synthesis_Low-Income_Working_Families_Discussion_Paper_3

Ashley E. Nordsletten, PhD;Henrik Larsson, PhD; James J. Crowley, PhD (2016). Muster nicht zufälliger Paarung innerhalb und zwischen 11 schwerwiegenden psychiatrischen Störungen.*JAMA Psychiatrie,73*(4), 354–361[Online] [Zugriff am 14. Juni 2022] https://doi.org/10.1001/jamapsychiatry.2015.3192

Mary E. Coussons-Read (2013). Auswirkungen von vorgeburtlichem Stress auf Schwangerschaft und menschliche Entwicklung: Mechanismen und Wege. Sage Journals,*Geburtsmedizin,6*(2), 52–57[Online] [Zugriff am 15. Juni 2022] https://doi.org/10.1177/1753495X12473751

Gergely Csibra (2010). Kommunikationsabsichten im Säuglingsalter erkennen.*Geist und Sprache*, Wiley Online-Bibliothek. Bd.25 (2),141–168 [Online] [Zugriff am 16. Juni 2022] https://doi.org/10.1111/j.1468-0017.2009.01384.x

Gergely Csibra, György Csibra (2009). Natürliche Pädagogik.*Trends in den Kognitionswissenschaften,13*(4), 148–153[Online] [Zugriff am 16. Juni 2022] https://doi.org/10.1016/j.tics.2009.01.005

Lucas P. Butler, Ellen E. Markman (2012). Vorschulkinder verwenden absichtlich und Pädagogische Hinweise zur Führung induktiver Schlussfolgerungen und Erkundungen.*Kinderentwicklung, 83*(4), 1416–1428 [Online] [Zugriff am 17. Juni 2022] https://doi.org/10.1111/j.1467-8624.2012.01775.x

39. Paul L. Harris (2012). *Vertrauen Sie dem, was Ihnen gesagt wird: Wie Kinder von anderen lernen*. The Belknap Press von Harvard University Press, Cambridge, MA, USA, 2012

Vikram K. Jaswal, Croft A. Carrington, Alison R. Setia und Caitlin A. Cole. „Kleine Kinder haben eine spezifische, äußerst starke Neigung, Aussagen zu vertrauen."*Psychologische Wissenschaft* 21, Nr. 10 (Oktober 2010): 1541–47 [Online] [Zugriff am 14. Juni 2022] https://doi.org/10.1177/0956797610383438

Sabine Doebel, Melissa A. Koenig (2013). Der Einsatz moralischen Verhaltens bei Kindern im selektiven Vertrauen: Diskriminierung versus Lernen.*Entwicklungspsychologie, 49*(3), 462–469. [Online] [Zugriff am 12. Juni 2022] https://doi.org/10.1037/a0031595

Linda Booij, Richard E. Tremblay, Marco Leyton, Jean R. Séguin, Frank Vitaro, Paul Gravel, Elisabeth Perreau-Linck, Mélissa L. Lévesque, France Durand, Mirko Diksic, Gustavo Turecki,Chawki Benkelfat (2010) Serotoninsynthese im Gehirn erwachsener Männer, gekennzeichnet durch körperliche Aggression während der Kindheit: A 21-Jahres-Längsschnittstudie.*Plus eins* 5(6): e11255. https://doi.org/10.1371/journal.pone.0011255

Dongsha Wang, Moshe Szyf, Chawki Benkelfat, Nadine Provençal, Gustavo Turecki, Doretta Caramaschi, Sylvana M. Side, Frank Vitaro, Richard E. Tremblay,Linda Booy(2012). Die periphere SLC6A4-DNA-Methylierung ist mit In-vivo-Messungen der Serotoninsynthese im menschlichen Gehirn und der körperlichen Aggression im Kindesalter verbunden.*Plus eins,7*(6) [Online] [Zugriff am 14. Juni 2022] https://doi.org/10.1371/journal.pone.0039501

David Checknita, Gilles Maussion, Benoit Labonté, Richar E. Tremblay (2015). Methylierung des Monoaminoxidase-A-Genpromotors und Herunterregulierung der Transkription
in einer Täterpopulation mit antisozialer Persönlichkeitsstörung.*Das britische Journal of
Psychiatry: das Journal of Mental Science*,*206*(3), 216–222. [Online] [Zugriff am 14. Juni
2022] https://doi.org/10.1192/bjp.bp.114.144964

Charlotte A. M. Cecil, Eamon J. McCrocy, Edward D. Barker, Jo Guiney und Ess Viding.
Charakterisierung von Jugendlichen mit gefühllosen bis emotionslosen Merkmalen und
gleichzeitiger Angst: Hinweise auf eine klinische Hochrisikogruppe.*Europäische Kinder-
und Jugendpsychiatrie*,*27*(7), S. 885–898 [Online] [Zugriff am 14. August 2022]. https://
doi.org/10.1007/s00787-017-1086-8

Richard Tremblay, Christa Japel, Daniel Pérusse, Pierre Mcduff, Michael Boivin, Mark
Zoccolillo, Jacques Montplaisir, Jacques. (1999). Die Suche nach dem Zeitalter des „Be-
ginns" körperlicher Aggression: Rousseau und Bandura erneut aufgegriffen. *Kriminelles
Verhalten und psychische Gesundheit*. 9. 8 - 23. [Online] [Zugriff am 14. August 2022].
https://www.researchgate.net/publication/229690351_The_search_for_the_age_of_'ons
et'_of_physical_aggression_Rousseau_and_Bandura_revisited

Sylvana M. Côté, PhD;Massimiliano Orri, PhD;Richard E. Tremblay, PhD;Orla Doyle,
PhD(2018). Ein mehrkomponentiges Frühinterventionsprogramm und Verhaltens-,
Kognitions- und Gesundheitsverläufe.*Amerikanische Akademie für Pädiatrie*,*141*(5).
[Online] [Zugriff am 14. August 2021] https://doi.org/10.1542/peds.2017-3174

Michael Boivin, Mara Brendgen, Ginette Dionne, Isabelle Ouellet-Morin, Lise Dubois,
Daniel Pérusse, Philippe Robaey, Richard E. Tremblay & Frank Vitaro (2019).
TDie Quebecer Neugeborenen-Zwillingsstudie mit 21 Jahren."*Zwillingsforschung und
Humangenetik: die offizielle Zeitschrift der International Society for Twin Studies* Bd. 22,6
(2019): 475–481.[Online] [Zugriff am 12. August 2021] https://doi.org/10.1017/thg.201
9.74

Richard E. Tremblay, Frank Vitaro, Sylviana M. Côté (2018). Entwicklungsursprünge
chronischer körperlicher Aggression: Ein biopsychosoziales Modell für die nächste
Generation präventiver Interventionen.*Jahresrückblick auf die Psychologie, 69*, 383–
407. [Online] [Zugriff am 16. Juni 2022] https://doi.org/10.1146/annurev-psych-010416-
044030

Richard E. Tremblay , Daniel S. Nagin, Jean R. Séguin, Mark Zoccolillo, Philip D. Zelazo,
Michel Boivin, Daniel Pérusse, Christa Japel (2004)Körperliche Aggression in der frü-
hen Kindheit: Verläufe und Prädiktoren." *Pädiatrie*, Bd. 114,1 (2004): e43–50 [Online]
[Zugriff am 17. Juni 2022] https://doi.org/10.1542/peds.114.1.e43

Dale F. Hay,Jenny Castle,Lisa Davies (2000). Gewaltanwendung von Kleinkindern gegen
bekannte Gleichaltrige: ein Vorbote schwerer Aggression?*Gesellschaft für Forschung in
der kindlichen Entwicklung*,*71*(2), 457–467 [Online] [Zugriff am 18. Juni 2022] https://
doi.org/10.1111/1467-8624.00157

Richard E. Tremblay (2000). Die Entwicklung aggressiven Verhaltens in der Kindheit: Was
haben wir im vergangenen Jahrhundert gelernt?*Internationale Zeitschrift für Verhalten-
sentwicklung*. 2000; 24(2):129–141 [Online] [Zugriff am 18. Juni 2022] https://doi.org/
10.1080/016502500383232

Mark E. Cummings, Ronald J. Iannotti und Carolyn Zahn-Waxler (1989). Aggression zwischen Gleichaltrigen in der frühen Kindheit: Individuelle Kontinuität und Entwicklungs-
veränderung.*Entwicklung des Kindes* 60, nein. 4 (1989): 887–95. [Online] [Zugriff am 2.
Februar 2022] https://doi.org/10.2307/1131030

Kate Keenan, Daniel Shaw (1997). Entwicklungsbedingte und soziale Einflüsse auf das frühe
Problemverhalten junger Mädchen. *Psychologisches Bulletin,121*(1), 95–113. [Online]
[Zugriff am 3. Februar 2022] https://doi.org/10.1037/0033-2909.121.1.95

Susan B. Campbell,Susan Spieker,Margaret Burchinal,Michael D. Poe,Das NICHD Early
Child Care Research Network (2006). Aggressionsverläufe vom Kleinkindalter bis zum
9. Lebensjahr sagen voraus, dass akademische und soziale Fähigkeiten bis zum 12.
Lebensjahr funktionieren.*Zeitschrift für Kinderpsychologie und Psychiatrie sowie ver-
wandte Disziplinen,47*(8), 791–800.[Online] [Zugriff am 3. August 2022] https://doi.org/
10.1111/j.1469-7610.2006.01636.x

Nationales Institut für Drogenmissbrauch (2020). Wie werden Jugendliche drogenabhän-
gig und welche Faktoren erhöhen das Risiko? Website des National Institute on Drug
Abuse (2020) [Online] [Zugriff am 13. August 2022] https://nida.nih.gov/publications/
principles-adolescent-substance-use-disorder-treatment-research-based-guide/freque
ntly-asked-questions/how-do-adolescents-become-addicted-to-drugs- Welche Faktoren
erhöhen das Risiko?

Patricia Shane, Guy S. Diamond, Janell L. Mensinger, David Shera, Matthew B. Wintersteen
(2006) Einfluss der Viktimisierung auf die Ergebnisse der Drogenmissbrauchsbehand-
lung bei Jugendlichen in der ambulanten und stationären Drogenmissbrauchsbehand-
lung.*Das American Journal on Addictions* 15, Ergänzung zur Ausgabe*Das amerikanische
Journal zum Thema Sucht,15 Ergänzung 1*, 34–42.[Online] [Zugriff am 12. Juni 2022]
https://doi.org/10.1080/10550490601003714

Susan G. Nash, Amy McQueen, James H. Bray (2005). Wege zum Alkoholkonsum
bei Jugendlichen: Familienumfeld, Einfluss von Gleichaltrigen und Erwartungen der
Eltern.*The Journal of Adolescent Health: offizielle Veröffentlichung der Society for Adolescent Medicine*, *37*(1), 19–28. [Online] [Zugriff am 12. Juni 2022] https://doi.org/10.
1016/j.jadohealth.2004.06.004

Weltgesundheitsorganisation (2002). Weltbericht über Gewalt und Gesundheit, 2002.*Website
der Weltgesundheitsorganisation.* [Online] [Zugriff am 12. Juni 2022] http://apps.who.
int/iris/bitstream/handle/10665/42495/9241545615_eng.pdf;jsessionid=D35B9839E9C8
EBA8AB4F4783F642A61B?sequence=1

Office of the Surgeon General (USA), National Center for Injury Prevention and Control
(USA), National Institute of Mental Health (USA) und Center for Mental Health Services (USA). (2001). *Jugendgewalt: Ein Bericht des Surgeon General.Büro des Surgeon
General (USA).*[Online] [Zugriff am 12. Juni 2022] https://pubmed.ncbi.nlm.nih.gov/206
69522/

Robert B. Cairns, Beverley D. Cairns, Holly J. Neckerman, Lynda L. Ferguson
und Jean-Louis Gariepy(1989). Wachstum und Aggression: I. Kindheit bis frühe
Jugend.“*Entwicklungspsychologie* 25, nein. 2 (1989): 320 [Online] [Zugriff am 12.
August 2022] https://doi.org/10.1037/0012-1649.25.2.320

Rolf Loeber und Magda Stouthamer-Loeber (1998). Entwicklung jugendlicher Aggression und Gewalt: Einige häufige Missverständnisse und Kontroversen.*Amerikanischer Psychologe, 53*(2), 242–259. [Online] [Zugriff am 11. August 2022] https://doi.org/10.1037/0003-066X.53.2.242

Kate Keenan & Daniel S. Shaw (1997). Entwicklungsbedingte und soziale Einflüsse auf das frühe Problemverhalten junger Mädchen.*Psychologisches Bulletin,* 121, 95–113. [Online] [Zugriff am 11. August 2022] https://doi.org/10.1037/0033-2909.121.1.95

Lisa M. Broidy, Richard E. Tremblay , Bobby Brame , David Fergusson , John L. Horwood , Robert Laird , Terrie E. Moffitt , Daniel S. Nagin , John E. Bates , Kenneth A. Dodge , Rolf Loeber , Donald R. Lynam , Gregory S Pettit und Frank Vitaro (2003). Entwicklungsverläufe von störendem Verhalten in der Kindheit und Kriminalität bei Jugendlichen: eine länderübergreifende Studie mit sechs Standorten.*Entwicklungspsychologie,39*(2), 222–245. [Online] [Zugriff am 11. August 2022] https://doi.org/10.1037//0012-1649.39.2.222

Eduardoa Faerstein, Warren Jr. Winkelstein (2012). Adolphe Quetelet. Adolphe Quetelet: Statistiker und mehr. Epidemiologie: September 2012 – Band 23 – Ausgabe 5 – S. 762–763 [Online] [Zugriff am 11. August 2022] https://journals.lww.com/epidem/Fulltext/2012/09000/Adolphe_Quetelet__Statistician_and_More.18.aspx

John Archer (2009). Erklärt sexuelle Selektion menschliche Geschlechtsunterschiede in der Aggression?*Verhaltens- und Gehirnwissenschaften.* Band 32 (3–4):249–266 [Online] [Zugriff am 9. Juni 2022] https://philpapers.org/go.pl?id=ARCDSS&proxyId=&u=https%3A%2F%2Fdx.doi.org%2F10.1017%2Fs0140525x09990951

Alice H.Eagly, Valeria J. Steffen (1986). Geschlecht und aggressives Verhalten: Eine metaanalytische Überprüfung der sozialpsychologischen Literatur.*Psychologisches Bulletin, 100*(3), 309–330. [Online] [Zugriff am 9. Juni 2022] https://doi.org/10.1037/0033-2909.100.3.309

Murray A.Straus und Richard J. Gelles (1990). *Körperliche Gewalt in amerikanischen Familien: Risikofaktoren und Anpassungen an Gewalt in 8.145 Familien.* New Brunswick (1990) https://scirp.org/reference/referencespapers.aspx?referenceid=949889

Suzanne C. Swan, Laura J. Gambone, Jennifer E. Caldwell, Tami P. Sullivan, David L. Snow(2008). Ein Überblick über die Forschung zur Gewaltanwendung von Frauen gegenüber männlichen Intimpartnern.*Gewalt und Opfer,23*(3), 301–314. [Online] [Zugriff am 10. Juni 2022] https://doi.org/10.1891/0886-6708.23.3.301

Die Wirtschaftskommission der Vereinten Nationen für Europa (2019).Warum wir die Datenlücke dringend schließen müssen, um Gewalt gegen Frauen zu beenden.*Die Website der Wirtschaftskommission der Vereinten Nationen für Europa (UNECE).*. [Online] [Zugriff am 10. Juni 2022] https://unece.org/statistics/news/why-we-must-urgently-close-data-gap-end-violence-against-women

Etienne G. Krug, James A. Mercy, Linda L. Dahlberg, Anthony B. Zwi.*Der Weltbericht über Gewalt und Gesundheit. Lancet (London, England)* Bd. 360,9339 (2002): 1083–8. [Online] [Zugriff am 10. Juni 2022] https://pubmed.ncbi.nlm.nih.gov/12384003/

Raymond H. Baillargeon, Mark Zoccolillo, Kate Keenan, Sylvana Côté, Daniel Pérusse, Hong-Xing Wu, Michel Boivin, Richard E. Tremblay (2007). Geschlechtsspezifische Unterschiede in der körperlichen Aggression: Eine prospektive

bevölkerungsbasierte Umfrage unter Kindern vor und nach dem 2. Lebensjahr.*Entwicklungspsychologie*2007;43(1):13–26. [Online] [Zugriff am 14. August 2022]
https://pubmed.ncbi.nlm.nih.gov/17201505/

P. Łowicki,M. Zajenkowski (2017). Göttliche Emotionen: Über den Zusammenhang zwischen emotionaler Intelligenz und religiösem Glauben.*Zeitschrift für Religion und
Gesundheit*, 56(6), 1998–2009. [Online] [Zugriff am 14. August 2022] https://doi.org/10.
1007/s10943-016-0335-3

Ekta Vyas, Ph.D (2018), Evolutionären Wandel mit emotionaler Intelligenz anführen.*Forbes
Online* [Online] [Zugriff am 14. August 2022] https://www.forbes.com/sites/forbeshum
anresourcescouncil/2018/05/21/leading-evolutionary-change-with-emotional-intellige
nce/?sh=68b85cb9529b

Priyam Dhani, Dr. Tanu Sharma (Juli 2019). Emotionale Intelligenz; Geschichte, Modelle
und Maßnahmen. *Internationale Zeitschrift für Wissenschaft, Technologie und Management*, Band Nr. 5, Ausgabe Nr. 07, 2016 [Online] [Zugriff am 8. August 2021] https://
www.researchgate.net/publication/305815636_EMOTIONAL_INTELLIGENCE_HIS
TORY_MODELS_AND_MEASURES

Jamshid Gharajedaghi (2007). Systemdenken: ein Argument für Lernen zweiter Ordnung,*Die lernende Organisation*, Flug. 14 Nr. 6, S. 473–479.[Online] [Zugriff am 9.
August 2021] https://doi.org/10.1108/09696470710825088

Kenneth A. Dodge und Gregory S. Pettit (2003). Ein biopsychosoziales Modell der Entwicklung chronischer Verhaltensprobleme im Jugendalter.*Entwicklungspsychologie*(2003)
Band 39(2). Seiten: 349–371. [Online] [Zugriff am 9. August 2021] https://www.ncbi.
nlm.nih.gov/pmc/articles/PMC2755613/

Ashley E. North Plains, Henrik Larsson, James J. Crowley, Catarina Almqvist, Paul Lichten-
stein, David Mataix-Cols (2016) .Muster nicht zufälliger Paarung innerhalb und zwischen
11 schwerwiegenden psychiatrischen Störungen." *Zeitschrift der American Psychiatry
Association* Bd. 73,4 (2016): 354–61.[Online] [Zugriff am 9. August 2021]https://doi.
org/10.1001/jamapsychiatry.2015.3192

Richard E. Tremblay, Daniel S. Nagin, Jean R. Séguin, Mark Zoccolillo, Philip D. Zelazo,
Michel Boivin, Daniel Pérusse und Christa Japel, (2004)Körperliche Aggression in der
frühen Kindheit: Verläufe und Prädiktoren."*Pädiatrie* Bd. 114,1 (2004): e43–50. [Online]
[Zugriff am 9. August 2022] https://www.ncbi.nlm.nih.gov/pmc/articles/PMC3283570/

Daniel S. Nagin und Richard E. Tremblay (1999). Verläufe körperlicher Aggression, Oppo-
sition und Hyperaktivität von Jungen auf dem Weg zur körperlich gewalttätigen und
gewaltfreien Jugendkriminalität.*Entwicklung des Kindes,Entwicklung des Kindes,70*(5),
1181–1196. [Online] [Zugriff am 9. August 2022] https://doi.org/10.1111/1467-8624.
00086

John Eckenrode, John (2010). Langzeiteffekte von Hausbesuchen in der Schwangerschafts-
und Säuglingspflege auf den Lebensverlauf von Jugendlichen: 19-Jahres-Follow-up einer
randomisierten Studie.*Archives of Pediatrics and Adolescent Medicine (2010), Bd.*164, 1,
(9–15)[Online] [Zugriff am 9. August 2022] https://www.researchgate.net/publication/
294383961_Long-term_effects_of_prenatal_and_infancy_nurse_home_visitation_on_
the_life_course_of_youths_19-Year_follow-up_of_a_randomized_trial_Archives_of_
Pediatrics_and_Adolescent_Medicine_2010_164_1_9 -15

Sylvana M. Cote,Massimiliano Orri,Richard E. Tremblay,Orlando Doyle (2018). Ein mehr-komponentiges Frühinterventionsprogramm und Verhaltens-, Kognitions- und Gesund-heitsverläufe." *Pädiatrie* Bd. 141,5 (2018) [Online] [Zugriff am 9. August 2022] https://pubmed.ncbi.nlm.nih.gov/29703802/

Orlando Doyle,Edel McGlanaghy,Christine O'Farrelly,Richard E. Tremblay (2016). Kann eine gezielte Intervention frühe emotionale und Verhaltensprobleme mildern?: Generie-rung belastbarer Beweise in randomisierten kontrollierten Studien." *Plus eins* Bd. 11,6 e0156397. 2. Juni 2016.[Online] [Zugriff am 9. August 2022] https://pubmed.ncbi.nlm.nih.gov/27253184/

Das US-Justizministerium (1993). Familienleben, Kriminalität und Kriminalität: Ein Leitfaden für politische Entscheidungsträger zur Literatur.*Die Website des US-Justizministeriums* [Online] [Zugriff am 9. August 2022] https://www.ojp.gov/pdffil es1/Digitization/140517NCJRS.pdf

Neelu Sharma, Om Prakash, Kaptan Sengar, Kaptan, Suprakash Chaudhury, Amool Singh. (2015). Der Zusammenhang zwischen emotionaler Intelligenz und kriminellem Verhal-ten: Eine Studie unter verurteilten Kriminellen.*Zeitschrift für Industriepsychiatrie.* 24. 54–8 [Online] [Zugriff am 9. August 2022] https://www.researchgate.net/publication/ 280865308_The_relation_between_emotional_intelligence_and_criminal_behavior_A_ study_among_convicted_criminals

Ahmed M. Megreya (2013). Kriminelle Denkstile und emotionale Intelligenz bei ägypti-schen Straftätern.*Kriminelles Verhalten und psychische Gesundheit, V*ol. 23,1 (2013): 56–71.[Online] [Zugriff am 6. Juni 2022] https://pubmed.ncbi.nlm.nih.gov/23355497/

87. Bar-On, R. (2000). *Das Handbuch der emotionalen Intelligenz.* San Francisco: Jossey-Bass

Bureau of Justice Statistics (2001). Nutzung und Verwaltung von Strafregisterinformationen: Ein umfassender Bericht. *Website des Bureau of Justice Statistics* [Online] [Zugriff am 6. Juni 2022] https://static.prisonpolicy.org/scans/bjs/umchri01.pdf

David Coker (2021). Grit bei jugendlichen Straftätern:*Bildungspolitische Implikationen.* 116–127. [Online] [Zugriff am 14. August 2022] https://www.researchgate.net/public ation/354167282_Grit_in_Juvenile_Delinquents_Educational_Policy_Implications

Hideyuki Matsumoto, Ju Tian, Naoshige Uchida, Mitsuko Watabe-Uchida (2016). Dopamin-Neuronen im Mittelhirn signalisieren Abneigung auf belohnungskontextabhängige Weise.*eLife (2016)* 5: e17328. [Online] [Zugriff am 14. August 2022] https://doi.org/10. 7554/eLife.17328

Murray Cox (1994). Manipulation.*Das Journal of Forensic Psychiatry*, 5:1, 9–13. [Online] [Zugriff am 14. August 2022] https://doi.org/10.1080/09585189408410893

Alexander Lerman (2020). *Der nicht offenlegende Patient:* Ein Leitfaden für Ärzte.Springer´s Nature 2020.

John J. DiIulio, Jr. (1996) Die Zahlen lügen nicht: Es ist der harte Kern, der schwere Zei-ten durchmacht.*Brookings*[Online] [Zugriff am 14. August 2022] https://www.brookings. edu/opinions/the-numbers-dont-lie-its-the-hard-core-doing-hard-time/

Craig A.Waleed (2017). Welche Aspekte der emotionalen Intelligenz helfen ehemali-gen Gefangenen, Entscheidungen zur Unterlassung einer Straftat zu treffen?*Fisher-Publikation, St. John Fisher College* [Online] [Zugriff am 14. August 2022] https://fis herpub.sjfc.edu/cgi/viewcontent.cgi?article=1336&context=education_etd

Maria Moudatsou, Areti Stavropoulou, Anastas Philalithis, Sofia Koukouli(2020). Die Rolle von Empathie bei Fachkräften im Gesundheits- und Sozialwesen.*Gesundheitswesen (Basel, Schweiz),8*(1), 26. [Online] [Zugriff am 14. August 2022] https://doi.org/10.3390/healthcare8010026

Svetlana Holt, Joan Marques (2012) Empathie in der Führung: Angemessen oder fehl am Platz? Eine empirische Studie zu einem Thema, das nach Aufmerksamkeit verlangt.*Zeitschrift für Wirtschaftsethik.* 105. 95–105. [Online] [Zugriff am 14. August 2022] https://www.researchgate.net/publication/225160079_Empathy_in_Leadership_Appropriate_or_Misplaced_An_Empirical_Study_on_a_Topic_That_is_Asking_for_Attention

Bernard M. Bass, Bruce J. Avolio (1993). Transformationale Führung und Organisationskultur.*Vierteljährlich für die öffentliche Verwaltung* 17, Nr. 1 (1993): 112–21. [Online] [Zugriff am 14. August 2022] http://www.jstor.org/stable/40862298.

Fred O. Walumbwa, Bruce J. Avolio, William L. Gardner, Tara S. Wernsing,Suzanne Peterson (2008). Authentische Führung: Entwicklung und Validierung einer theoriebasierten Maßnahme.*Zeitschrift für Management.* Bd. 34. 89–126. [Online] [Zugriff am 14. August 2022] https://doi.org/10.1177/0149206307308913

Printed in the United States
by Baker & Taylor Publisher Services